Suite des Lettres

SUR

LES CAUSES ET LES EFFETS DE LA PRÉSENCE

DES

GAZ OU VENTS

DANS LES VOIES GASTRIQUES,

Par M. P. Baumès,

MÉDECIN DE L'HOSPICE DES VIEILLARDS
DE LA GUILLOTIÈRE,
ET CHIRURGIEN EN CHEF (DÉSIGNÉ) DE L'HOSPICE DE L'ANTIQUAILLE
DE LYON.

PARIS.

J. B. BAILLIÈRE, CROCHARD, DEVILLE,

RUE DE L'ÉCOLE-DE-MÉDECINE.

1833.

Suite des Lettres

SUR

LES CAUSES ET LES EFFETS DE LA PRÉSENCE

DES

GAZ OU VENTS

DANS LES VOIES GASTRIQUES,

Par M. P. Baumès,

MÉDECIN DE L'HOSPICE DES VIEILLARDS
DE LA GUILLOTIÈRE,
ET CHIRURGIEN EN CHEF (DÉSIGNÉ) DE L'HOSPICE DE L'ANTIQUAILLE
DE LYON.

PARIS.

J. B. BAILLIÈRE, CROCHARD, DEVILLE,

RUE DE L'ÉCOLE-DE-MÉDECINE.

1833.

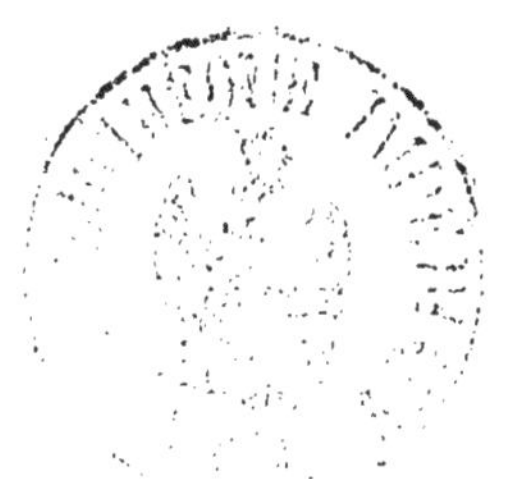

SUITE DES LETTRES

SUR

LES CAUSES ET LES EFFETS

DE LA

PRÉSENCE DES GAZ OU VENTS

Dans les Voies Gastriques.

CET OUVRAGE

SE TROUVE AUSSI CHEZ LES LIBRAIRES SUIVANS :

BORDEAUX, LAWALLE jeune, allées de Tourny.

LYON, LOUIS BABEUF, éditeur, rue St-Dominique, n° 2.

MONTPELLIER, SEVALLE, Grande-Rue.

STRASBOURG, LEVRAULT.

LYON. IMPRIMERIE DE G. AYNÉ NEVEU.

SUITE DES LETTRES

SUR

LES CAUSES ET LES EFFETS DE LA PRÉSENCE

DES

GAZ OU VENTS

DANS LES VOIES GASTRIQUES,

Par M. P. Baumès,

MÉDECIN DE L'HOSPICE DES VIEILLARDS
DE LA GUILLOTIÈRE,
ET CHIRURGIEN EN CHEF (DÉSIGNÉ) DE L'HOSPICE DE L'ANTIQUAILLE
DE LYON.

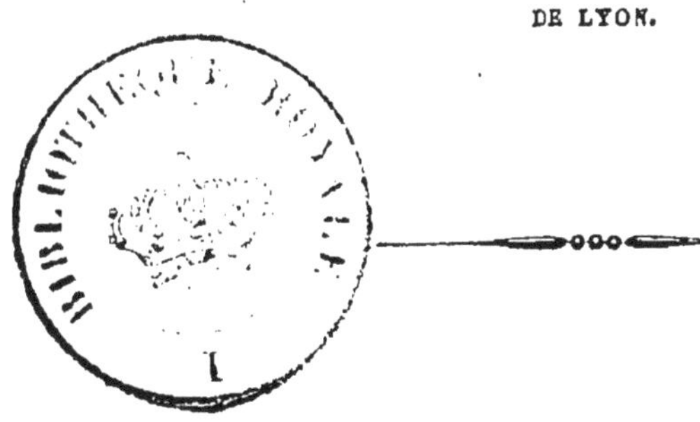

PARIS.

J. B. BAILLIÈRE, CROCHARD, DEVILLE,

RUE DE L'ÉCOLE-DE-MÉDECINE.

1833.

SUITE DES LETTRES

SUR

LES CAUSES ET LES EFFETS

DE LA

PRÉSENCE DES GAZ OU VENTS

Dans les Voies Gastriques.

SEPTIÈME LETTRE.

MONSIEUR,

Dans mes précédentes lettres, je vous ai exposé, d'une manière générale et, je crois, claire et simple, mes idées sur les gaz considérés dans les voies gastriques. Je voulais renvoyer à un traité sur la pneumatie, de plus amples développemens sur un sujet aussi neuf qu'intéressant. Mais comme le tube digestif est le théâtre le plus fréquent de l'apparition des gaz, et que c'est alors surtout que les hommes de l'art sont consultés; comme tout ce qu'il y a à dire sur ce phénomène, dans ce cas particulier, doit, en grande partie, s'appliquer à ce même phénomène considéré dans toutes les parties du corps, et l'éclairer, dans son histoire générale, de la plus vive lumière, j'ai jugé indispensable de revenir sur une affection qui, par son obscurité et la difficulté de son étude, a, presque dans tous les temps, échappé aux médecins, ou n'a donné lieu qu'à des hypothèses et à des théories sans justesse et sans fondement. D'ailleurs je dois répondre à vos observations et à celles que d'autres honorables confrères ont eu la bonté de me faire. Ainsi on m'a dit généralement que j'avais accordé, dans la production des gaz, un trop grand rôle à l'irritation, à l'exhalation; que je n'avais pas assigné à la chimie une part assez grande, dans ce phénomène; et vous-même m'avez très-justement fait observer que je n'avais donné, relativement au traitement, que des préceptes trop généraux. Ma réponse aux premières objections est nécessaire, indispensable; elle doit mieux développer ma pensée, jeter un grand jour sur mon sujet, et imprimer le cachet de la certitude à des assertions qu'aucun fait, j'ose le croire, ne viendra démentir. Elle doit former une partie importante de mon opuscule, et c'est par elle que je commencerai. Quant au traitement, j'y consacrerai encore une lettre, et j'ai lieu d'espérer que vous serez satisfait.

D'abord, pour ce qui est relatif à *l'irrita-*

tion, j'ai toujours pensé, je vous l'avoue, que ce mot, surtout dans ces derniers temps, avait reçu un sens trop vague et beaucoup trop étendu; de manière qu'à force de le généraliser, comme on l'a déjà dit, il était devenu synonime de maladie. Je vous avouerai franchement aussi que j'ai toujours trouvé, dans le commencement de ma pratique, et que je trouve encore aujourd'hui très-commode, lorsque l'on me demande ce que signifie le symptôme donné par un organe, dans telle maladie, de répondre que c'est un symptôme de l'irritation de cet organe, sans savoir positivement ce que j'affirme par ces paroles. Mais, comme dans une science aussi grave que la médecine, il faut, le moins possible, se payer ou payer les autres de mots, je me suis constamment appliqué à fixer dans mon esprit la valeur de cette expression, *irritation*. Or, pour bien connaître la signification d'un mot, il faut rechercher dans quelles circonstances il a été créé et quelle idée l'a fait naître : car c'est, en général, le meilleur moyen de se retrouver, dans ce dédale que nous offrent les langues, de noms à sens mal déterminé, sur lesquels on n'est pas d'accord, malgré leur importance, et desquels on fait si souvent une mauvaise application.

Si vous jetez un coup d'œil sur ce que les plus anciens auteurs disent de l'irritation, vous verrez que ce mot n'a été employé, en parlant d'un certain ordre de phénomènes morbides, que par similitude avec l'idée qu'on y attachait, dans la considération des phénomènes moraux ou instinctifs. Ainsi, après avoir dit que l'animal blessé dans son moral ou son instinct est *irrité*, et après avoir vu la réaction de l'être offensé contre l'offense, on a dit que le corps blessé, par un corps étranger, par exemple, était *irrité*, ce qui a paru évident, par les symptômes plus ou moins remarquables qui constituaient la réaction.

Ici donc l'irritation n'a été conçue d'abord que comme un phénomène de réaction de l'économie animale, dans le cas particulier d'attaque portée au corps par un agent quelconque appréciable; mais cet agent ayant paru pouvoir être, soit extérieur, une épine, par exemple; soit intérieur, une humeur, un principe inconnu, etc., il est aisé de concevoir comment on a pu ensuite faire jouer à l'irritation un si grand rôle, et comment ce phénomène a dû trouver une place plus ou moins étendue dans chaque système de médecine. Cependant, au milieu de tout ce qu'on a dit de vague là-dessus, si vous y faites attention, une pensée domine, c'est qu'un phénomène morbide ne mérite jamais mieux le nom d'irritation que lorsqu'il se lie avec l'inflammation, soit en la précédant, soit en constituant le début. Il semblait qu'en disant, *irritation* d'un organe, on voulait dire : passage, dans cet organe, de l'état normal à l'inflammation; état semblable à celui qui annonce, qui précède l'inflammation, où les symptômes de celle-ci, saisissables par les sens, ne paraissent pas encore, quoiqu'ils puissent nous échapper, dans les infiniment petits des organes; état enfin qui peut persister ainsi très-long-temps, dans certains tissus, le tissu nerveux surtout, sans que les signes bien établis de l'inflammation se manifestent. Jusques là l'idée du plus ou du moins de la force vitale n'entrait pas dans cette conception. Mais comme les symptômes de l'inflammation bien caractérisée paraissent, au premier abord, n'être que les phénomènes que présente l'état normal du corps, portés seulement à un haut degré d'intensité, ce qui fait de la sensibilité ordinaire la *douleur*, de la chaleur ordinaire une *chaleur* plus grande, de l'afflux ordinaire du sang un plus grand afflux, c'est-à-dire, la *tumeur* et la *rougeur*, on a pu croire que l'inflammation et l'irritation qui y conduit ne sont que la force vitale en plus, que l'exaltation de la force vitale. En n'allant pas plus loin, on se serait peut-être trouvé d'accord avec la vérité. Mais il paraît qu'on a dit ensuite qu'une partie était irritée, non-seulement, lorsqu'elle offrait ce degré, ce passage, cette marche vers l'inflammation dont je viens de parler, ou l'ensemble des symptômes de cette inflammation, mais encore lorsqu'elle n'offrait qu'un ou quelques-uns de ces symptômes ou même un autre symptôme quelconque qui n'était pas dans l'état normal. Alors a commencé l'erreur; car il est évident qu'employé dans un sens aussi universel, ce mot irritation n'a plus d'autre signification que celle-ci : action d'un organe soumis à une cause qui le dérange ; manière d'être anormale de cet organe ; trouble, en un mot, maladie de cet organe. Bientôt l'idée du plus faisant supposer celle du moins, on a été porté naturellement à établir qu'il n'y avait dans la maladie que le plus ou le moins de force vitale. Mais, ceux qui se laissent ainsi conduire à ces conséquences, croyant obéir à une logique sévère, admettent eux-mêmes autre chose que le plus ou le moins, quand ils considèrent la vie sous un autre rapport. Ainsi il ne leur vient jamais dans la pensée de considérer les diverses facultés de l'esprit, l'attention, la mémoire, le jugement, l'imagination, etc., comme le plus ou le moins de la vie intellectuelle, et ils admettent volontiers que ce sont des modes différens et non des degrés différens d'intensité d'une seule et même chose. Ils accordent ainsi des modes à l'esprit, dont on ne conçoit cependant pas la manifestation, sans un organe, et ils n'en accordent pas à la matière organisée, à laquelle ils ne concèdent que le pouvoir d'agir plus ou moins et non celui d'agir de telle manière ou de telle autre. Du moins, s'ils parlent quelquefois, dans le corps organisé, qui est si complexe, de modes de vie, ce n'est qu'en considérant le plus ou le moins, dans un tissu plutôt que dans un autre; de manière que c'est la différence des tissus qui constitue la différence des modes. Ceux qui regardent les phénomènes moraux comme le résultat des fonctions du système nerveux, ont raisonné de même. Ainsi M. Broussais, qui est de ce nombre, dit dans son livre de l'Irritation et de la Folie : « Que nos différentes habitudes de penser dépendent de *tel ou tel mode d'excitation* des fibres cérébrales (page 218); que partout où la matière nerveuse manque de ses excitans normaux, elle contracte, si elle ne perd pas d'abord l'état de vie, un *mode d'excitation anormale* qui se propage par les cordons nerveux jusqu'à l'encéphale (page 270). » Il admet bien également que le plaisir et la douleur sont des modes différens d'excitation, et non des degrés différens d'excitation de la matière nerveuse. Il parle aussi de différens modes d'irritation, etc. D'où vient ce peu d'accord dans le langage? en grande partie, je crois, de la signification mal déterminée, de la mauvaise application des mots que l'on emploie. Car vous savez que, dans les sciences, c'est là la cause la plus générale de discussions et d'erreurs. Dans ce cas-ci, par exemple, ne fait-on pas un mauvais usage du mot excitation? n'est-on pas d'abord arrivé à l'idée correspondante à ce mot, comme à l'idée correspondante au mot irritation, par la considération des phénomènes moraux ou instinctifs? Ce mot excitation ne réveille-t-il pas l'idée d'une réaction, d'une accumulation, d'une exaltation de la force vitale? Quand on voit toute la vie dans l'action des *excitans* sur le corps ou dans *l'excitation*, on n'est pas loin de voir toutes les maladies dans *l'irritation*. Mais que veut-on dire, quand on affirme que la vie est dans l'action des *excitans* sur le corps; que vivre, c'est être *excité*? Je vois bien que l'homme ne saurait vivre sans l'influence de l'oxygène sur le sang, dans la fonction de la respiration; mais dois-je conclure de là que c'est parce que l'oxygène *excite* le sang ou le poumon? Je ne vois, moi, dans cette influence, qu'un rapport, un fait qui est indispensable à la vie de l'homme; mais je ne puis y découvrir l'idée que réveille en moi le mot *excitation*. Je dirai la même chose du calorique et de tout ce qui est nécessaire à la vie.

Je ne puis pousser plus loin cette discussion, sans sortir de mon sujet, mais je n'ai dit que ce qu'il fallait dire pour arriver à cette conclusion qui me justifie, savoir :

L'idée d'irritation se rattache à celle d'inflammation. L'irritation est le degré qui conduit de l'état normal à l'inflammation aiguë ou chronique, ou qui en constitue le début, et c'est dans ce sens seulement qu'on peut dire, avec quelque raison, qu'elle est une augmentation, une accumulation, une exaltation de la force vitale. Hors de là on ne peut pas affirmer, sans se tromper souvent, que tel fait pathologique est une augmentation ou une diminution plutôt qu'une autre modification de la vie. Par conséquent, si l'on prouve qu'un phénomène morbide se trouve sur le passage de l'état normal à l'inflammation aiguë ou chronique, ou dans le début de cette inflammation, ou dans son retour à l'état normal ; en un mot, que ce phénomène constitue un degré, dans la marche ascendante et descendante de l'inflammation ; qu'il se trouve là et ne se trouve pas ailleurs ; on sera en droit de conclure que ce phénomène morbide est un phénomène d'*irritation*, sans qu'on puisse être accusé de donner à ce mot une acception trop vague. Or, c'est précisément ce que j'ai prouvé ; ce sont précisément les conclusions que j'ai établies, lorsque, dans mes lettres précédentes, je vous ai tracé l'histoire d'un phénomène morbide si fréquent et si peu étudié, le développement considérable des gaz ou vents dans les voies gastriques, hors les circonstances où ces gaz sont dûs à la digestion, ou à la gangrène de quelque partie du tube intestinal, ou à la décomposition, ce que j'ai prouvé être infiniment rare, des matières renfermées dans ce tube.

Maintenant, relativement à l'*exhalation*, ai-je eu raison d'employer ce mot, pour exprimer l'action de la muqueuse qui produit les gaz? Je ne pouvais pas en employer d'autre, sans laisser tout-à-fait échapper le fil de l'analogie. Remarquez qu'en employant ce mot, je ne veux pas dire, ni je ne prétends pas faire entendre que je conçois la manière dont s'opère ce phénomène. Que les gaz ou certains liquides qui paraissent à la surface de la muqueuse gastro-intestinale, soient produits par des vaisseaux propres dits *exhalans*, ou par des pores de vaisseaux, ou par des courans d'un fluide nerveux décomposant le sang, les humeurs, etc., peu m'importe. Toutes les hypothèses sont soutenables, dans ce monde des infiniment petits. Pour moi, dans ce cas, exhalation est la même chose que formation, production. Mais puisqu'on a appliqué jusqu'à présent cette dénomination à la production des liquides; puisque dans la santé, comme dans la maladie, les liquides et les gaz sont produits dans des circonstances analogues, et offrent, comme je l'ai prouvé, une alternative d'apparition qui les fait supposer engendrés par un mécanisme semblable; puisque dans un même cas donné d'action de cause irritante, selon la disposition, le tempérament, l'idiosyncrasie, etc., c'est un gaz qui est produit chez l'un, un liquide chez un autre, il eût été peu conséquent et peu logique de ne pas appliquer également à la production des gaz le même mot *exhalation*.

On peut dire, en général, que l'exhalation gazeuse constitue pour plusieurs organes, un fait aussi constant, aussi nécessaire, aussi indispensable à la vie que l'exhalation ou même la sécrétion de toutes les autres substances plus ou moins liquides. Si le premier de ces phénomènes a été beaucoup moins étudié et est bien moins connu que le second, c'est parce que celui-ci est bien plus facile à apercevoir et frappe bien plus les sens, au premier abord, tandis que l'autre, pour être aperçu et connu, exige des expériences, des observations, des recherches délicates, auxquelles les progrès d'une science presque toute moderne, la chimie, ont pu seuls permettre, et permettront encore mieux de se livrer à l'avenir.

Dans l'état de santé, je vous ai démontré que le tube intestinal ne pouvait pas exécuter ses fonctions d'une manière convenable, s'il n'était sans cesse distendu par des gaz. Il est évident que, sans leur présence, rien ne contrebalancerait la pression atmosphérique sur les parois du ventre qui serait entièrement aplati et affaissé; comme vous l'avez vu plus d'une fois, dans des cas morbides, où toute exhalation gazeuse de la muqueuse digestive semblait complètement supprimée. Si je voulais un instant sortir des voies gastriques, où je considère ce phénomène particulièrement, il me serait aisé de vous montrer que la même exhalation gazeuse a lieu à la surface de presque toutes les autres muqueuses. Ainsi la vessie n'offre pas ses parois parfaitement en contact, lors même qu'elle ne renferme pas d'urine. Si vous examinez, sur un cadavre, la vessie, hors les cas où elle est aussi distendue qu'elle peut l'être par l'urine qui la remplit, vous verrez qu'il y a toujours des gaz entre la paroi supérieure ou une paroi quelconque, selon la position et la surface du liquide. Vous savez que la muqueuse pulmonaire est le théâtre d'une exhalation vaporeuse, gazeuse, continuelle et bien démontrée. La matrice, dans sa cavité, n'a pas besoin de la présence d'un gaz qui la distende, pour l'exercice de ses fonctions. Ses parois peuvent, sans inconvéniens, être appliquées l'une contre l'autre, et c'est ce qui arrive ordinairement. Aussi la texture de sa muqueuse diffère assez visiblement de la texture des autres muqueuses. Cependant vous n'ignorez pas qu'il y a encore assez souvent production de gaz à sa surface, même sans maladie; que de plus, il existe une tympanite utérine, simulant plus ou moins la grossesse. Je vous ai déjà cité tous ces cas, ainsi que l'issue, avec bruit, des vents par le vagin, le canal de l'urètre chez l'homme et chez la femme; mais j'y insiste ici avec plus de détails, parce que ces faits appuient et fortifient la démonstration de mes principes. Enfin, si vous jetez un regard sur l'enveloppe extérieure du corps, la peau, qui offre tant d'analogie avec le tégument intérieur, la muqueuse, vous y verrez l'exhalation gazeuse constituer une fonction tellement importante, que son altération ou sa suppression entraîne une foule de désordres dans l'économie. Cela posé, puisque la maladie est un dérangement d'une ou de plusieurs des fonctions dont l'exercice normal est indispensable à la santé, et que l'exhalation des gaz est une de ces fonctions, la considération de son dérangement doit constituer une branche intéressante de la pathologie. Vous me demanderez peut-être encore pourquoi je n'ai vu dans ce dérangement, considéré surtout dans les voies gastriques, qu'une irritation, et pourquoi je n'ai parlé ni de ce que M. Broussais appelle abirritation, ni d'aucune autre modification de la vie des tissus. Je répondrai encore que, dans ce que m'ont offert tous les auteurs, dans tout ce que m'ont fourni mes nombreuses observations et mes longues recherches, malgré mon ardeur extrême pour obtenir la vérité, je n'ai jamais pu découvrir, et que par conséquent je ne pouvais pas établir autre chose.

Oui, Monsieur, dans les voies gastriques comme ailleurs l'exhalation gazeuse constitue une fonction importante, et c'est à l'irritation, dans le sens que j'ai attaché à ce mot, qu'est due la plus grande production ou accumulation de ces gaz. lorsque Hypocrate disait : *Ubi stimulus, ibi fluxus ;* si de son temps on eût mieux connu l'histoire des gaz, il n'aurait pas échappé à son génie observateur, que le *fluxus* après le *stimulus* peut aussi bien être gazeux qu'humoral, et cela, non-seulement dans les voies gastriques, mais partout ailleurs, plus ou moins rarement, selon l'organisation de la partie, la disposition de l'individu, etc. ; et qu'ainsi il fallait, si l'on voulait embrasser toutes les réactions, tous les phénomènes morbides qu'offre le corps de l'homme, établir, comme je l'ai fait, une *pneumorrée*, de même qu'on a établi une hémorragie, etc.

Effectivement, tous les tissus, à la surface ou

dans l'intérieur desquels il se produit ou peut se produire ce qu'on appelle une exhalation, ne présentent-ils pas, dans des circonstances parfaitement analogues, sous l'empire de causes semblables, ce phénomène gazeux sur lequel je fixe votre attention? Vous savez toutes les preuves que je vous ai données de cette assertion, dans mes précédentes lettres, d'abord relativement aux muqueuses. Pour les séreuses, je vous en ai également cité des exemples frappans, la plupart connus depuis long-temps. Vous n'ignorez pas que sous l'influence de circonstances capables de déterminer l'irritation, l'inflammation de ces membranes, lorsque l'autopsie cadavérique a donné des preuves irréfragables, par l'altération reconnue des tissus, de l'existence de cette irritation et de l'inflammation qui l'a suivie; vous n'ignorez pas, dis-je, qu'on a mille fois trouvé des gaz faisant partie des produits de ces maladies, de sorte que ces gaz avaient paru, pendant le passage de l'irritation à l'inflammation, tout comme pendant le règne de cette dernière; quelquefois même ils avaient paru, disparu et reparu encore, selon les alternatives d'exhalation, d'absorption qui ont lieu dans les diverses phases de cet état morbide. Cela s'est vu dans la plèvre, le péritoine, l'arachnoïde, la tunique vaginale, les membranes synoviales, dans l'intérieur même de kystes séreux, développés accidentellement dans diverses parties du corps, comme Morgagni, Portal, etc., en citent des exemples. Quant au tissu cellulaire, j'ai à peine besoin de vous rappeler qu'il offre des gaz, absolument dans les mêmes circonstances actives qui y font naître la sérosité, regardée comme le produit de l'exhalation, et cela, non-seulement le tissu cellulaire sous-cutané, mais encore le tissu cellulaire, dans tous les points de l'économie, même dans l'intérieur des organes, des viscères, à moins qu'ils n'aient une contexture trop dense, trop serrée, comme le foie, les reins, le cerveau, etc. Enfin quant aux vaisseaux sanguins et lymphatiques, des observations prises dans Bonnet, Lieutaud, Morgagni, Portal, etc., ou recueillies par moi, prouvent que des gaz y ont été reconnus mêlés au sang ou à la lymphe, dans des cas où on ne pouvait les attribuer à leur absorption, dans un foyer quelconque, comme les voies gastriques ou d'autres organes, puisqu'il n'existait aucun gaz dans ces différentes parties. Alors d'où venaient ces gaz? ce n'était pas sans doute d'un commencement de décomposition du sang et de la lymphe, car les cadavres étaient examinés trop peu de temps après la mort, pour que les réactions chimiques eussent pu produire de semblables résultats; et si le sang ou la lymphe pouvaient ainsi 12 heures, 24 heures après la mort, donner lieu facilement à la formation de gaz dans les vaisseaux qui les contiennent, comment ce fait ne se présenterait-il pas plus souvent ou plutôt toujours, dans les autopsies? Vous ne pouvez pas non plus admettre, ce que je vous prouverai mieux tout à l'heure, qu'un état particulier et maladif du sang donne lieu au développement de ces gaz dans les vaisseaux ; car comment se ferait-il que, dans des cas nombreux observés par moi, dont je vous citerai bientôt quelques-uns, et dans d'autres cas encore plus nombreux, d'un état vraiment pathologique de ce fluide, recueillis dans différens auteurs, on n'ait pas trouvé des gaz dans les vaisseaux sanguins, surtout dans les vaisseaux veineux où ils se montrent plus souvent que dans les artériels. Si j'ai paru admettre dans mes premières lettres, comme une lointaine probabilité et une chose simplement possible, qu'un état particulier du sang pouvait donner lieu à un développement de gaz, dans les vaisseaux, je vous avoue que plus je multiplie mes recherches, et plus je m'approche d'établir que cela n'a jamais lieu. Alors vous serez amené à conclure avec moi que ces gaz sont produits là, comme ailleurs, par un état d'irritation ou d'inflammation de la membrane interne de ces vaisseaux, laquelle, dans l'état normal, produit habituellement une sérosité onctueuse dont le vaisseau a besoin pour exécuter, d'une manière convenable, sa fonction ; que le changement, dans le produit exhalé, a lieu là comme à la surface d'une séreuse, d'une muqueuse, du tissu cellulaire ; que seulement, outre que cette membrane paraît moins exposée à des agens, des causes d'irritation, d'inflammation que les autres tissus, elle est sans doute en même tems organisée de manière à donner lieu, dans ses maladies, beaucoup plus rarement à des gaz qu'à d'autres produits quelconques, ce qui constitue une heureuse prévoyance de la nature. En effet, il est évident que des gaz, circulant avec le sang qui ne les absorbe pas toujours, à beaucoup près, à cause de son peu d'affinité pour eux, produiraient trop souvent, par leur élasticité, des phénomènes de compression, de gêne, d'obstacle à la circulation, source quelquefois d'accidens terribles, comme je vous l'ai prouvé précédemment, par des exemples authentiques pris dans les auteurs.

Vous concluerez donc encore avec moi que si cet état morbide de la membrane interne, produisant les gaz, n'a pas été signalé par les auteurs, c'est parce que ne soupçonnant pas ce rapport, ils ont négligé d'examiner cette membrane, ou parce que cette altération étant peu saillante, elle n'aura pas fixé leur attention, ou enfin parce que, s'ils l'ont aperçue, ils n'en ont pas reconnu la véritable valeur. C'est ainsi que ces auteurs, quoiqu'ils s'empressent de signaler, dans leurs observations, des faits tels que ceux-ci : 1° des désordres des voies gastriques annonçant les traces d'une irritation, d'une inflammation ; 2° la présence d'une très-grande quantité de gaz dans ces voies ; 3° la présence également de gaz, dans les vaisseaux lactés, le système veineux de la veine-porte, d'autres vaisseaux veineux de tout le corps et notamment du cerveau ; c'est ainsi que ces auteurs, dis-je, ne soupçonnant pas le vrai rapport qui existe entre ces divers faits, n'avaient pas su conclure que ces gaz étaient le résultat de l'irritation, de l'inflammation de la muqueuse gastro-intestinale, et que leur apparition, dans le système veineux, était très-probablement due à leur absorption, à la surface de cette muqueuse, par les radicules veineuses ou lymphatiques, ce que Morgagni seul a très-vaguement entrevu et exprimé.

Je ne pourrais plus long-temps me livrer à ces considérations générales sur les gaz étudiés dans toutes les parties du corps, sans sortir de mon sujet, dans lequel j'ai voulu me borner à les étudier dans les voies digestives. Mais tout ceci était nécessaire, pour justifier les assertions que j'ai émises, relativement à la cause et au mécanisme de la production des gaz, dans ces voies; pour montrer que cette cause et ce mécanisme sont là ce qu'ils sont ailleurs, et pour rattacher par conséquent ce phénomène, dans ce cas particulier, aux principes généraux qui doivent servir de base à l'étude de ce même phénomène, dans les divers tissus de l'économie animale.

Il me reste maintenant à répondre à ceux qui m'ont dit que je n'avais pas peut-être fait assez grand le rôle de la chimie, dans la production des gaz. C'est ce dont je vais m'occuper, dans la lettre suivante.

HUITIÈME LETTRE.

J'ai établi que la digestion de certains alimens, que la mauvaise digestion, l'indigestion en général sont une cause presque infaillible du développement d'une plus ou moins grande quantité de vents, dans les voies gastriques. Beaucoup de gens, chez lesquels le tube digestif est parfaitement sain, ne doivent qu'à cette cause l'apparition de plus de gaz qu'il ne doit y en avoir, dans l'état normal, pour l'exécution des fonctions de cet organe, et alors, ils peuvent toujours s'en débarrasser facilement, ce qui ne constitue pas pour eux une maladie, mais une simple indisposition; c'est dans ce cas surtout que les affinités chimiques jouent un rôle que nous devons nous empresser de reconnaître. Il faut pour la digestion deux choses: 1° une action ou influence nerveuse, et vous savez la part d'innervation, dans cette circonstance, que des expériences, plusieurs fois faites, forcent d'accorder au nerf pneumogastrique; 2° l'action sur les alimens d'un suc gastrique, ou comme vous voudrez l'appeler, mais dont il est difficile, pour ne pas dire impossible de connaître la nature, parce qu'il est difficile de l'obtenir seul, sans mélange. L'innervation est enveloppée de mystères, et nous ne pouvons rien dire sur son agent ni sur sa nature. Quant au suc gastrique, il est probable qu'il y a d'un individu à l'autre une différence, dans sa composition, quelque légère qu'elle soit, et qu'il en est de ce suc, comme de tous les autres produits sécrétés, des humeurs, du sang, etc., qui n'offrent jamais à l'analyse parfaitement les mêmes élémens ni dans les mêmes proportions. De plus grandes différences doivent avoir lieu, selon l'enfance, l'âge mûr, la vieillesse; car comment expliquer autrement la différence de rapidité, de facilité, etc., de digestion qui se présente à ces divers âges. D'un autre côté, comment se fait-il que chez deux individus du même âge, également sains et bien portans, n'ayant jamais présenté aucune affection morbide de l'estomac, un même aliment, dit venteux, pris à la même dose, des haricots, par exemple, développent beaucoup de vents chez l'un et presque pas chez l'autre? il faut bien qu'il y ait une différence, dans l'action chimique ou chimico-vitale, si vous voulez, du suc gastrique sur cet aliment, et par conséquent une différence dans la composition même de ce suc gastrique. Vous me direz peut-être que l'innervation joue un grand rôle, dans tout cela; soit, mais vous serez bien toujours forcé, en second lieu, de considérer en lui-même ce suc gastrique, sans lequel il n'est pas de digestion possible. Sans doute il y a encore des recherches et des recherches très-délicates à faire sur ce point. Mon but, dans ce moment, n'est pas de m'en occuper; il me suffit d'établir que, comme la force vitale ne peut que modifier et non pas détruire complètement l'action sur le corps des forces générales auxquelles obéit la matière, rien ne pourra s'opposer dans la digestion de certains alimens, dans la mauvaise digestion, dans l'indigestion en général, au jeu des affinités chimiques qui amènera nécessairement un développement plus ou moins considérable de vents. Dans ce cas, c'est donc la chimie qui joue le principal rôle, et l'action des tissus vivans n'entre pour rien, dans ce développement (1).

Secondement, j'ai établi que lorsqu'il y avait gangrène d'une partie quelconque du tube intestinal, comme dans le cas d'étranglement, etc., la

[1] Remarquez que tout ceci s'adresse aussi bien à la digestion duodénale ou intestinale, qu'à la digestion stomachale. Il est évident, en effet, que les sucs biliaires, pancréatiques, altérés, peuvent, en agissant sur le chyle, produire les mêmes résultats venteux. De plus, nous devons être portés à croire que le pancréas, dans un état d'irritation aiguë ou chronique, exhale quelquefois des gaz avec le suc pancréatique. C'est du moins ce que nous offrent encore assez souvent des organes qui ont la plus grande analogie de structure et de composition avec le pancréas : telles sont les glandes salivaires, notamment la parotide. Il y a des personnes chez lesquelles il paraît se former beaucoup plus de vents dans la seconde que dans la première digestion.

partie gangrenée pouvait, en se décomposant, donner lieu à plus ou moins de gaz, dont l'apparition serait due également à l'action des forces chimiques. Encore, dans ce cas, on peut affirmer que souvent il se joindra à ces gaz, ceux produits par l'état d'irritation, d'inflammation, qui a précédé la gangrène, ou ceux produits actuellement par les parties irritées ou enflammées, voisines de la partie gangrenée.

Troisièmement enfin, j'avais dit que, dans des circonstances très-rares, l'apparition des gaz pourrait être due à la décomposition de quelques matières contenues depuis plus ou moins de temps, dans les voies digestives. Vous conviendrez avec moi que cela doit en effet arriver très-rarement, si toutefois même, cela a jamais lieu, quand vous considérerez comme nous l'avons déjà fait, que très-souvent le tube digestif renferme une grande quantité de matières excrémentitielles ou autres, qui y séjournent plus ou moins long-temps, sans la production d'aucun gaz, tandis que d'autres fois, presque aucune matière n'existant, cette production a lieu. J'ai admis ce cas plutôt comme une probabilité que comme un fait qui me soit démontré. Mais toujours est-il vrai de dire que ce fait serait encore dû aux lois de la chimie.

Maintenant, serait-il vrai que les gaz qui se développent, hors des circonstances précédentes, gaz attribués par moi à une maladie de la muqueuse que j'ai démontré être une irritation, une inflammation ; serait-il vrai, dis-je, que ces gaz puissent ou doivent être attribués en totalité ou en partie aux jeux des affinités chimiques ? Tout ce que j'ai dit tend à démontrer le contraire ; mais il est facile d'ajouter des preuves qui ne laisseront aucun doute.

D'abord il est évident que, puisque la produc-dion des gaz constitue, dans l'état normal, une fonction sur les surfaces de la muqueuse digestive, de la muqueuse pulmonaire, de la peau, etc., vous ne pouvez pas dire que cela ait lieu en vertu des lois de la chimie. Si, hors de l'état normal, cette muqueuse digestive, que j'ai en vue ici plus particulièrement, vient à produire une plus grande quantité de gaz, vous ne pouvez pas plus attribuer cette augmentation à l'influence des mêmes lois, que vous ne le pourriez pour une augmentation de sérosité, de mucus ou de toute autre matière, dans l'état morbide des tissus qui la déterminent. Cherchez à expliquer cela comme vous voudrez ; dites que, dans l'état morbide, il y a un courant de fluide nerveux qui, arrivant dans les organes ou à la surface des organes, y décompose, y réduit en gaz les fluides qui y sont déposés, en comparant ce phénomène, à la décomposition des liquides qui a lieu par les courans électriques, dans l'action de la pile, etc. ; quant à moi, je ne vois là que des hypothèses inapplicables, dans l'état actuel de la science, à nos recherches, nullement d'accord avec les faits, et je ne crois pas même que vous puissiez avoir recours ici à aucune des considérations tirées de l'*endosmose* et de l'*exosmose* de M. Dutrochet. Un seul fait détruit ces explications : c'est que cette influence de l'innervation, avec sa puissance décomposante, que vous admettriez alors dans l'irritation, l'inflammation, devant exister toujours, dans cet état morbide, selon votre hypothèse, et, d'un autre côté, l'organe irrité, enflammé, renfermant toujours dans son intérieur ou à sa surface une quantité quelconque de liquides, il devrait y avoir alors toujours production d'une plus ou moins grande quantité de gaz. Or c'est ce qui n'a pas lieu ; car cette production n'est plus ou moins grande ou n'existe même que par une disposition particulière de l'organe, de l'individu, selon l'idiosyncrasie, etc. ; en un mot, ce phénomène offre tous les caractères apparens d'inconstance, de mobilité, de variété qui signalent l'aberration de la vie, et nullement la constance, l'invariabilité, la fixité des phénomènes purement chimiques.

Si donc vous ne pouvez attribuer la formation des gaz ni à la décomposition spontanée des matières contenues dans les voies digestives (et les mêmes considérations peuvent s'appliquer aux matières contenues dans tous les autres organes), ni à l'action d'une force décomposante que vous placerez dans le système nerveux ou ailleurs, peu importe, dans quel fait vous refugierez-vous pour faire jouer un rôle ou le principal rôle aux affinités chimiques, dans l'apparition de ce phénomène ? direz-vous que c'est en vertu d'un état particulier d'altération, d'une sorte de décomposition du sang, des humeurs, qu'a lieu le développement de gaz dans les voies gastriques, dans l'intérieur des autres organes, dans les vaisseaux sanguins, lymphatiques, etc. ? Ici, je pourrais vous répondre victorieusement par des considérations générales, mais j'aime mieux citer des faits qui seront plus concluans.

Premièrement, vous savez que, dans le scorbut, le sang présente une sorte d'altération bien manifeste : il y a changement dans la couleur, la consistance, la plasticité, la proportion de fibrine, etc. ; c'est comme une sorte de relâchement, de dissolution partagée par les solides en général : or jamais personne n'a parlé d'un développement de gaz dû au seul fait de cette altération du sang, et si des vents existaient dans les voies gastriques, c'est que la cause que j'ai signalée comme productrice y existait en même temps. Tel est le fait suivant :

Un ouvrier en soie, habitant un rez-de-chaussée, dans une petite rue sale, étroite, humide du quartier St-Georges, entre à l'Hôtel-Dieu de Lyon (salle des fiévreux, 1822, M. Bellay médecin). Deux mois auparavant, il avait éprouvé de mauvaises digestions et était devenu sujet à des éructations abondantes. Plus tard il avait eu de la tension dans le ventre, quelques coliques, de la diarrhée, du ténesme. Depuis assez long-temps il se nourrissait mal, se trouvait presque dénué de tout, et il avait été affecté de très-grands chagrins. En entrant à l'Hôtel-Dieu, il offrait : pâleur générale, sentiment de lassitude extrême dans les membres, quelques taches livides çà et là sur la peau, gencives fongueuses, saignantes, pouls lent, mou, petit ; langue pâle, humide sur les bords, sèche et jaunâtre au milieu ; écoulement fréquent par le nez d'un sang noirâtre très-fluide ; enfin la plupart des symptômes d'un scorbut bien caractérisé. Le mal fit des progrès rapides malgré le traitement rationel de M. Bellay. OEdème des jambes, toux fréquente, son mat dans les deux côtés du thorax : affaiblissement extrême, de temps en temps tension dans le bas-ventre, quelques coliques, diarrhée légère, *expulsion fréquente de vents par l'anus*, mort le 10e jour. A l'autopsie, outre quelques amas de sérosité jaunâtre, de sang noirâtre très-liquide, dans quelques parties du tissu cellulaire des membres, du tronc, dans l'intervalle des fibres de plusieurs muscles qui étaient très-ramollis, nous trouvâmes les bases des deux poumons engorgées et comme hépatisées, les deux cavités des plèvres pleines d'une sérosité trouble verdâtre ; la muqueuse gastro-intestinale en général pâle, excepté vers la fin de l'intestin grêle et le colon ascendant où l'on voyait des taches assez étendues d'un rouge brun, avec ramollissement et quelques ulcérations qui annonçaient une phlegmasie ancienne. Le cerveau n'offrait rien de particulier. Au reste *aucun vaisseau ni lymphatique ni sanguin ne présentait la moindre bulle d'air*. Le canal intestinal laissa échapper à l'incision des gaz fétides, résultat de cette irritation, de cette inflammation ancienne dont l'inspection de l'organe fournissait des traces évidentes.

Secondement, vous savez qu'à la suite de vastes abcès, par congestion surtout, lorsque l'air s'est introduit dans le foyer de la matière purulente, celle-ci acquiert une horrible fétidité, et qu'alors par son absorption et son introduction, dans les voies de la circulation, il survient une infection générale du sang et des humeurs qui entraîne rapidement la mort du malade. Le sang est alors dans un état d'altération sensible. Dans ces cas, malheureusement trop fréquens, surtout dans les grands hôpitaux, on n'a jamais observé la formation d'aucun gaz qui tînt à cette circonstance d'altération, dans le tube digestif, dans les vaisseaux ou ailleurs, et je puis vous attester que, sur un grand nombre de faits que j'ai recueillis moi-même, surtout dans les vastes salles des blessés de l'Hôtel-Dieu de Lyon, où rien ne manque à l'observateur attentif, je n'ai jamais non plus vu rien de semblable. Je ne vous rappellerai, en peu de mots, qu'une seule observation : c'est celle d'un laboureur qui se fit transporter à l'Hôtel-Dieu de Lyon (salle des blessés, 1822, M. Janson, chirurgien en chef), pour une ancienne gibbosité, au niveau des 10e, 11e et 12e vertèbres dorsales, et un énorme abcès par congestion à l'aîne gauche, qui creva le lendemain de son entrée. Le pus devint bientôt fétide, et le malade ne tarda pas à mourir, après être passé rapidement par tous les degrés d'un amaigrissement horrible. A l'autopsie nous trouvâmes : carie des trois vertèbres désignées ; inflammation et ramollissement de la moëlle dans les points correspondans ; muqueuse digestive saine ; poumon droit engorgé ; rien de particulier dans les autres parties. Point de sang dans les artères ; celui que contenait les veines était très-liquide, d'un noir brun, et jetait une odeur forte, absolument semblable à celle du pus qui se remarquait encore, dans le foyer de l'aîne. Lorsqu'on en laissait tomber une goutte sur du papier, elle formait un cercle étendu dont la partie extérieure était lactescente, jaunâtre et semblable à de la matière purulente. *Aucun organe, aucune cavité, aucun vaiseau ni sanguin ni lymphatique ne renfermait la moindre bulle de gaz.* Au reste, que le pus vienne ainsi d'un abcès par congestion ou qu'il ait tout autre point de départ, dans toutes les circonstances, où on a suivi et remarqué le transport d'une matière purulente, dans les vaisseaux sanguins, les mêmes résultats ont eu lieu, relativement au défaut d'apparition des gaz.

Troisièmement ; j'ai recueilli dernièrement un fait très-curieux sur M. Perier, boulanger à la

Guillotière, d'un tempérament fortement sanguin, petit, replêt, ayant le col très-gros et court, qui offrit, tout le temps de sa maladie, un engorgement général, et même un endurcissement de tout le tissu cellulaire sous-cutané, ainsi que de la peau de la tête, du col, des épaules, avec une injection considérable, donnant à ces parties une couleur d'un rouge lie de vin; toutes les veines sous-cutanées étaient gonflées et se dessinaient d'une manière très-saillante jusqu'à la base de la poitrine et le long des membres supérieurs. Une consultation eut lieu, pour ce malade, entre MM. Vericel, Bouchet et moi. Nous avions soupçonné, dans ce cas extrêmement obscur, un engorgement inflammatoire de quelques parties de la pulpe cérébrale et quelque obstacle à la circulation, dans les gros vaisseaux, sans que rien annonçât précisément un anévrysme. A l'autopsie, je trouvai: une forte congestion sanguine vers la base des deux lobes moyens du cerveau; rien de remarquable dans les autres organes, si ce n'est une grande quantité de sérosité jaunâtre dans les deux plèvres, sans aucune altération d'ailleurs des plèvres ni des poumons. Mais le fait le plus remarquable et pour lequel je vous cite uniquement cette observation, était une sorte de départ, de décomposition du sang dont je ne connais pas d'exemple. Tous les gros vaisseaux qui sortent du cœur ou qui s'y rendent étaient généralement dilatés, avec une faible participation des cavités du cœur à cette dilatation, qu'on ne pouvait nulle part appeler anévrysmatique. La membrane interne de ces vaisseaux était généralement et uniformément rougeâtre. Le sang dans l'artère pulmonaire, la crosse de l'aorte, les ventricules et les oreillettes, présentait une sorte de gelée consistante d'un rouge brun. Dans les veines, le sang formait comme deux rubans accolés, denses et résistans, occupant toute la largeur et la longueur de ces vaisseaux à une grande distance sans interruption jusque dans les plus petites veinules. L'un de ces rubans était noirâtre et homogène ; l'autre offrait la texture et la couleur blanchâtre de la fibrine. Quand on coupait une veine en travers, aucun écoulement de sang n'avait lieu, et en prenant avec les doigts, l'un des bouts ou les deux bouts ensemble de ces rubans, on pouvait en tirer, sans interruption de continuité, une longueur de plusieurs pouces. Ce n'était que dans les veines des membres inférieurs et dans celles du bassin qu'on trouvait une petite quantité de sang liquide, lequel, encore, par son aspect et sa consistance, se rapprochait de celui contenu dans les ventricules du cœur ; *aucun organe, aucune cavité, aucun vaisseau ni lymphatique, ni sanguin, ne renfermait la moindre bulle d'air.* Aucun gaz ou vent ne s'était présenté, dans le cours de la maladie, excepté quelques éructations et quelques vents par l'anus qui tenaient à la mauvaise digestion des alimens légers que le malade avait voulu prendre, malgré ma défense.

Dans ce fait vraiment curieux, j'ai voulu fixer votre attention seulement sur les circonstances capables de mettre en vue le rapport que je voulais vous signaler. Ce serait sortir de mon sujet que d'en faire usage, pour un autre but, et cependant il est précieux, en l'examinant avec tous les détails que j'ai omis et les conclusions qu'on pourrait en tirer, pour la discussion de quelques autres points de la science. Il me suffit ici de vous faire remarquer qu'avec une altération, une décomposition bien manifeste et bien frappante du sang, aucune bulle de gaz n'a paru, ni dans les vaisseaux, ni dans aucune autre partie du corps.

Quatrièmement, personne ne doute qu'il n'y ait une véritable et fondamentale altération du sang, dans le choléra asiatique, et pourtant, par le fait même de cette altération, personne n'a jamais vu ni dit qu'il y eût développement de gaz, ni dans les vaisseaux, ni dans aucune autre partie. S'il paraît des vents dans les voies gastriques, pendant le cours de cette maladie, c'est parce que le flux devient gazeux de liquide qu'il était, et toujours, sous l'influence de la même cause. Je vous ai démontré aussi que le flux gazeux, ou la *pneumorrhée*, est toujours d'un bon augure, lorsque les gaz sont facilement rendus par l'anus.

Cinquièmement enfin, quelque aspect que présente le sang; qu'il soit plus ou moins liquide, qu'il se coagule plus ou moins facilement; qu'il y ait plus ou moins de coënne, de sérosité; que l'individu soit à sang pur ou vicié; qu'il soit lymphatique, scrophuleux, dartreux, écrouelleux, rachitique, goutteux, vénérien, etc., on n'a jamais vu et on ne voit pas qu'aucun développement de gaz tienne à aucun de ces états particuliers, de ces diverses altérations du sang ou des humeurs.

D'un autre côté, dans tous les faits cités par les auteurs qui ont signalé la présence des gaz ou vents, dans le corps de l'homme; dans toutes les observations analogues de Morgagni, toujours si attentif, si profond, si plein de bonne foi: dans toutes les recherches auxquelles je me suis moi-même livré, il n'a rien été remarqué, d'où on puisse conclure un rapport entre un état particulier quelconque du sang et des humeurs et le développement de gaz, dans les diverses parties de l'économie.

Que faut-il conclure de là? que, sauf les cas où les gaz sont dûs à la digestion, ou à l'air qu'on avale, ou à la gangrène de quelque partie du tube alimentaire, ou, si cela a jamais lieu, à la décomposition spontanée de quelques matières excrémentielles, cas, dans lesquels, les gaz ainsi formés peuvent être absorbés et transportés par la circulation plus ou moins loin du lieu où ils ont paru d'abord; hors de ces cas, dis-je, l'apparition des gaz est un fait qu'on doit rapporter, non à la *chimie*, mais bien à la *vie* d'un tissu bien portant ou malade.

Comment se fait-il qu'un phénomène qui s'offre toujours dans l'état normal, qui a lieu si souvent dans l'état de maladie, ait été dans ce dernier cas surtout, si négligé et si peu étudié d'une manière rationnelle? c'est, je le répète, à cause des difficultés sans nombre qui se trouvent dans cette étude, et des recherches longues et fastidieuses auxquelles il faut se livrer. Quand le pathologiste est parvenu à découvrir, par les faits et les déductions qu'il sait en tirer, toutes les circonstances au milieu desquelles les gaz se développent, dans les voies digestives, les données précieuses que ce phénomène fournit pour le diagnostic, le pronostic et le traitement des maladies de ces organes, il peut avoir recours à la chimie, pour connaître la nature des gaz qu'il a étudiés d'abord, comme produit d'un état morbide, quoique cette connaissance ne soit pour lui que d'un intérêt secondaire. Les travaux de Jurine, Gerardin, Vauquelin, Magendie et Chevreul nous ont fourni là-dessus d'utiles données. M. Chevillot, dans sa Thèse inaugurale, en analysant les gaz contenus dans l'estomac et les intestins de l'homme malade, est arrivé à des résultats plus satisfaisans. Depuis long-temps, j'étais porté à croire, ce qu'un trop-petit nombre d'expériences ne m'a pas permis de bien établir, que l'azote est le gaz le plus fréquemment exhalé dans l'état morbide de la muqueuse digestive. Cette opinion semble s'accorder avec les résultats obtenus par M. Chevillot. L'hydrogène vient en seconde ligne. L'acide carbonique paraît être plus fréquemment engendré par une sorte de fermentation des alimens mal digérés ou par la digestion même passable de certaines substances dont nous connaissons mal la composition; tels sont quelques-uns des alimens dits venteux. De plus il peut provenir, en petite quantité, de l'air atmosphérique qui pénètre plus ou moins, dans les voies gastriques. Quoique on regarde assez généralement l'hydrogène proto-carbonné et l'hydrogène sulfuré comme le résultat d'une mauvaise digestion, il est certain cependant que ces gaz sont aussi quelquefois le produit de l'exhalation de la muqueuse malade. Cela est sensible pour le gaz hydrogène sulfuré surtout, si facilement reconnaissable à son odeur et que l'on voit paraître dans quelques cas morbides, lorsque, depuis long-temps, aucune substance alimentaire n'avait été introduite dans le tube digestif, ou même, vers la fin de la maladie, lorsque ce tube était antérieurement tout-à-fait affaissé. Au reste l'expérience apprend que la muqueuse se trouve plus ou moins offensée de la présence de tel ou tel gaz, selon qu'il possède des propriétés plus ou moins irritantes, stupéfiantes, etc. Ainsi toutes choses égales d'ailleurs, l'oxygène, l'hydrogène, l'azote produisent, sur cette muqueuse, une impression moins fâcheuse, que l'acide carbonique, l'hydrogène proto-carbonné, l'hydrogène sulfuré. Cela n'a rien d'étonnant; car il doit arriver, pour ce produit de l'exhalation, ce qui arrive pour tous les produits liquides exhalés ou sécrétés, qui, selon qu'ils sont plus ou moins âcres, irritent plus ou moins les tissus avec lesquels ils sont en contact. De ces considérations et de plusieurs autres dans lesquelles je ne puis entrer, il résulte que, quoique la connaissance de la nature des gaz ne soit pas la partie la plus importante de l'histoire de la pneumatie, elle est cependant nécessaire pour la compléter. Gaz, liquides, solides, ce sont autant d'aspects différens présentés par la matière soumise aux opérations de la vie qui anime les organes, et pour que l'histoire de cette vie et de ses produits soit complète, il faut qu'aucun de ces aspects n'échappe à l'attention et à l'étude du médecin.

Après avoir ainsi répondu aux diverses objections qui m'ont été faites ou qui se présentaient d'elles-mêmes; après avoir jeté une nouvelle lumière sur des principes dont un traité général sur la pneumatie ne peut être que l'application, je vais reprendre, avec vous, le fond même de mon sujet, tel que je l'ai restreint, afin que par de nouvelles observations et les conclusions qu'elles fournissent, je puisse de plus en plus vérifier, justifier les assertions émises jusqu'à présent.

NEUVIÈME LETTRE.

Mad. Cl.... de la Guillotière, d'un tempérament sanguin, accoucha, dans l'été de l'année 1832, d'un enfant du sexe féminin. L'accouchement fut long et pénible. Sa grossesse s'était accompagnée de quelques accidens, d'une forte oppression, d'une toux opiniâtre, d'hémoptysie, avec fièvre assez intense de loin en loin. J'avais été obligé de la saigner plusieurs fois. Elle voulut nourrir, malgré moi; car je regardais son lait comme devant être trop excitant, trop échauffant pour l'enfant. Les choses se passèrent assez bien, pendant 8 à 9 mois, si ce n'est que l'enfant rendait habituellement par l'anus, après quelques coliques, une grande quantité de vents. »

Je vous ferai remarquer, avant d'aller plus loin, que les enfans à la mamelle peuvent rendre des vents, par trois causes : 1° parce que leurs voies gastriques sont dans un véritable état d'excitation, à cause de la nature échauffante du lait de la mère ou par une disposition, une idiosyncrasie qu'ils apportent en naissant; 2° Par l'usage du lait d'une mère qui a mangé certains alimens venteux, lesquels, pour avoir subi une première transformation dans la digestion et l'hématose de la nourrice, n'en laissent pas moins, dans tous les liquides sécrétés par celle-ci, un principe capable encore de développer des vents chez le nourrisson; tels sont les choux, les haricots, les lentilles, etc. 3° Parce que les enfans auxquels on donne avec la cuiller, des infusions ou autre chose, avalent plus ou moins d'air les uns que les autres, comme cela arrive à tous les âges. Mais ces deux derniers cas, le dernier surtout, sont les plus rares, et, en général, ce phénomène ne se présente fréquemment que lorsque l'enfant se trouve placé dans les premières circonstances. C'est un fait que j'ai vérifié un très-grand nombre de fois. Souvent des mères mettent au monde des enfans affectés presque continuellement de vents ou de diarrhée, qui finissent par mourir, avec une phlegmasie des voies gastriques, et cela, parce que ces mères n'ont voulu se soumettre, pendant leur grossesse, à aucun traitement prophylactique, à aucune saignée, etc., et qu'elles se sont obstinées à suivre le régime qui convenait le plus à leurs goûts, échauffant ou non. Aussi, lorsque j'ai trouvé des femmes plus dociles, je suis parvenu à leur conserver un enfant qui succédait à plusieurs qu'elles avaient perdus, sous l'influence des circonstances que je viens de signaler. Je pourrais là-dessus vous citer quelques observations bien remarquables, si je ne tenais à être court et à ne pas accumuler des citations inutiles. J'en appelle à votre pratique médicale, ainsi qu'à celle de tous mes confrères. J'ose assurer que les faits ne leur manqueront pas. Dans tous ces cas, les vents ou la diarrhée sont produits par la même cause qui amène à la fin une phlegmasie mortelle. C'est un véritable phénomène d'excitation, d'irritation. Revenons à notre observation.

« L'enfant avait environ 8 mois, lorsque Mad. Cl... éprouva une forte émotion et, presque en même temps, une fatigue des voies gastriques, à la suite de l'ingestion de quelques alimens lourds et irritans. La petite fille ne tarda pas à s'en ressentir. Elle fut affectée de vomissemens et d'une assez forte diarrhée, ce qui dura quelques jours, pendant lesquels *elle ne fit plus de vents*, contre son habitude. (Remarquez ici, comme toujours, qu'il n'y a guères coïncidence, mais plutôt alternative du flux gazeux avec le flux muqueux, séreux, sanguin, etc.) Cependant la mère et l'enfant se remirent assez bien de cette indisposition et allèrent à la campagne, où rien n'arriva de fâcheux, pendant 4 mois. A cette époque, Mad. Cl.... voulant sevrer sa petite, revint à la ville et laissa celle-ci à la campagne, entre les mains d'une bonne qui crut bien faire en lui donnant du bouillon gras, de la viande et du vin. Aussitôt nouvelle diarrhée, nouveaux vomissemens, soif ardente, et, en même temps, *nouvelle cessation des vents*. On donna des vermifuges qui furent nuisibles. Le mal empira, et alors se présentèrent tous les symptômes d'une violente gastro-entérite : langue très-rouge, soif intense, alternative ou coïncidence de vomissemens et de diarrhée, *point de vents*. Il y eut pendant 8 jours une toux très-forte, ce qui fit dire aux parens que l'enfant s'était enrhumé. De plus la petite malade se frottait continuellement le nez, exécutait des mouvemens de mastication, urinait avec un dépôt blanchâtre, offrait enfin tous les symptômes que le vulgaire attribue aux vers. Cependant le vomissement et la diarrhée cessèrent; il survint des mouvemens convulsifs; *le ventre se ballonna*, mais inégalement. On y voyait vers le flanc droit et l'ombilic une tumeur arrondie, grosse comme une tête de fœtus à terme, résonnant comme un tambour à la percussion. Le reste du ventre était flasque et affaissé; la mort arriva bientôt. Les parens, croyant qu'il y avait eu, dans cette maladie, quelque chose d'extraordinaire, voulurent que je fisse l'autopsie; c'est précisément ce que je désirais. Voici ce que je trouvai :

« Dans la tête, quelques cuillerées de sérosité, dans les ventricules, et une forte injection de l'arachnoïde, vers la base du cerveau. »

Cela se rapportait aux mouvemens convulsifs qui avaient eu lieu.

« Dans la poitrine, tout était dans l'état normal. »

La forte toux qu'on avait remarquée n'était par conséquent qu'une toux gastrique, toux qui arrive très-souvent chez les enfans, surtout lors d'un état d'irritation, de phlegmasie de l'estomac, et principalement lorsqu'il y a abondance de sécrétions muqueuses ou muquoso-séreuses et besoin de vomissemens.

« La muqueuse de l'estomac offrait de larges plaques d'un rouge pointillé, dans le grand cul-de-sac et vers le pylore. La même chose avait lieu au commencement de l'intestin grèle, dans une assez grande étendue. Celui-ci présentait de plus une exsudation d'un sang rouge-vif que l'on enlevait facilement avec le doigt ou le manche du scalpel. Plus loin la muqueuse était çà et là d'un rouge violet, livide, ramollie, et il y avait un grand nombre de petites ulcérations qui laissaient à nu la membrane musculaire; les glandes mucipares paraissaient, dans quelques points, gonflées et rougeâtres. La tumeur dont j'ai parlé, qui résonnait comme un tambour, était formée par des gaz distendant considérablement l'intestin grèle à droite. Cette tumeur se terminait en haut et en bas à une invagination. La muqueuse, dans toute l'étendue de cette distension, était amincie, couverte d'une exsudation sanguine, et les fibres musculaires étaient à peine perceptibles; au-dessus et au-dessous, au contraire, ces dernières étaient très-rouges et très-épaisses. Tout le reste de l'intestin grèle et les gros intestins surtout avaient leurs parois affaissées et n'offraient rien de particulier. »

J'appellerai ici principalement votre attention sur les circonstances relatives au but que je me propose, vous faisant remarquer seulement en passant, qu'il n'y avait pas un seul ver dans le tube intestinal, que probablement même il n'y en avait jamais eu, et que par conséquent, les symptômes attribués aux vers, d'après lesquels les parens se décident avec trop de facilité à administrer à leurs enfans des vermifuges plus ou moins nuisibles, se confondent très-souvent avec les symptômes de la gastro-entérite ou d'autres maladies. Vous voyez ici, comme toujours, la formation des vents n'avoir lieu chez cet enfant, depuis sa naissance, que sous l'influence d'un état d'excitation de la muqueuse digestive qui plus tard est passée à l'état d'irritation, d'inflammation. Dans le principe, cette excitation, cette irritation n'étaient que dans le système nerveux, si vous voulez, mais elles constituaient de la part de la muqueuse une disposition, une tendance à la phlegmasie. C'est ainsi que se développe ce phénomène gazeux, quand il y a disposition dans la constitution, l'idiosyncrasie. Il y a eu, comme je vous l'ai fait remarquer, alternative entre le flux diarrhéique et le flux gazeux. Lorsque l'inflammation est devenue très-intense, ce dernier s'est supprimé. Dans ces cas de suppression complète du développement de gaz par l'intensité de l'inflammation, si, lorsque ce degré d'intensité se déclare, il reste, dans le canal intestinal des gaz antérieurement exhalés, ou s'il s'en présente de nouvellement exhalés par les parties moins enflammées, l'expulsion de ces gaz n'est plus possible, parce que la violence de l'inflammation met les fibres musculaires comme dans un état de paralysie, et alors la tympanite survient. C'est ce que je vous ai déjà démontré. Dans l'observation qui nous occupe, une circonstance particulière s'opposait à l'issue des gaz; c'étaient les deux invaginations qui bornaient la tumeur venteuse. D'autres autopsies que j'ai faites sur des enfans ou des adultes, m'ont prouvé que rien ne favorise l'invagination, dans les mouvemens tumultueux et désordonnés péristaltiques ou antipéristaltiques auxquels le canal digestif est quelquefois en proie, comme la distension, par des gaz, d'une partie quelconque de ce canal. En effet, cette partie ayant nécessairement ses fibres musculaires affaiblies par la distension, se laisse facilement pénétrer par la portion du tube supérieure ou inférieure que la contraction vigoureuse de ses fibres non distendues ni affaiblies pousse vers elle de haut en bas ou de bas en haut, et celle-ci semble même, par un mécanisme aisé à concevoir, se prêter à cette pénétration. Dans d'autres circonstances, les vents ne peuvent être expulsés, parce qu'il y a de loin en loin des points du tube intestinal qui sont le siége d'une sorte de spasme, de contracture, de manière à en intercepter, pendant plus ou moins de temps, le passage, ou bien parce que la partie de ce tube, où se trouve actuellement le gaz, est elle-même au contraire, relativement à ses fibres musculaires, dans un état de fatigue, de relâchement qui l'empêche de réagir. C'est ce que vous allez voir dans l'observation suivante :

« Mad. L.... de la Guillotière, d'un tempérament nerveux-sanguin, éprouva, vers 35 ans, à la suite de forts chagrins domestiques, une douleur aiguë, profonde, dans la région hépatique, prit un teint légèrement jaunâtre, perdit l'appétit, devint sujette à des flatuosités, des vents, et n'offrit plus la même gaieté. Il y eut, pendant plusieurs années, des alternatives de bien et de mal; mais ce dernier fit insensiblement de grands progrès, sous l'influence du renouvellement fréquent de la même cause, les tristes affections morales.

Cette dame avait 42 ans, quand je la connus. Elle n'était plus réglée depuis trois ans. Elle était alors maigre, peu colorée, sans être bien jaune. La région hépatique était le siége d'une douleur sourde, presque constante. Le foie dépassait le niveau des côtes droites de deux travers de doigt, et se montrait également saillant dans la région épigastrique. Mad. L.... avait l'esprit continuellement fixé sur son mal, l'exagérait, le croyait et le disait mortel, ce qui l'avait jetée dans une sorte d'hypocondrie. Lorsque quelque nouvelle inquiétude l'assaillait, même à des époques où la digestion était tout-à-fait terminée, il se manifestait aussitôt une tension, un ballonnement du ventre, puis des borborygmes, des grouillemens, et Mad. L.... rendait par en haut, mais surtout par en bas, une grande quantité de vents sans odeur qui la soulageaient ; après cela, tout semblait rentrer dans l'ordre habituel. Comme elle suivait un régime sévère et évitait très-attentivement tout ce que je lui désignais comme le moins du monde venteux, les gaz dûs à la digestion étaient en très-petite quantité ; mais c'était l'excitation, l'irritation habituelle de ses voies digestives, qui donnait le plus souvent lieu à leur développement. Pendant assez long-temps, elle se débarrassa facilement des vents qui la tourmentaient ; mais, plus tard, cela devint très-difficile. Alors elle faisait des efforts presque continuels, pour les expulser, les regardant comme la cause principale de son mal ; et lorsqu'elle ne pouvait y parvenir, elle était dans un état d'anxiété extrême. Elle se plaignait en même temps de douleurs plus ou moins aiguës, qu'elle rapportait tantôt à la tête, tantôt à la poitrine, tantôt aux membres, etc. »

Arrêtons-nous ici, pour faire quelques réflexions. Il arriva d'abord chez cette dame, ce qui arrive toujours dans ce cas : les intestins habituellement et forcément distendus et fatigués, perdent, dans quelques points leur ressort, tandis que dans d'autres, ils tombent dans un état de spasme, de contracture qui, de loin en loin, rétrécit le canal et s'oppose au passage des matières, mais surtout des gaz ; car les matières plus ou moins liquides, par leur propre poids, par les mouvemens du corps, par les ballottemens continuels auxquels est soumis le tube digestif, se frayent encore facilement un passage, à moins que le canal ne soit complètement oblitéré. De plus, le tube gastro-intestinal, qui est d'une très-grande longueur, ne réveille pas, dans l'irritation, dans l'inflammation de ses diverses parties, les mêmes sympathies, il s'en faut de beaucoup. Cela est parfaitement démontré par l'histoire de la gastro-entérite, à l'état aigu ou chronique, dans ses différens degrés ou nuances : histoire si admirablement tracée, surtout par M. Broussais. Ce sont tantôt les membres, tantôt la tête, les diverses parties du tronc, qui deviennent le siége de douleurs sympathiques, selon la disposition particulière de l'individu, l'activité de ses sympathies, etc... Vous entendez beaucoup de gens vous dire : « J'ai des vents quelquefois, qui me font mal dans l'épaule, la poitrine, le dos, la tête, etc. ; une preuve que ce sont des vents, c'est que, quand j'en ai expulsé un par l'anus ou la bouche, cette douleur cesse. » Cela veut dire que ce dernier vent était, non dans la partie du corps désignée par cette personne, mais bien dans un point quelconque du tube digestif, lequel, péniblement distendu, réveillait une douleur sympathique ailleurs, et, assez souvent, sans qu'il y ait douleur perçue dans l'endroit même de ce tube où est le vent. Au reste, le même phénomène arrive, quand la cause d'irritation est tout autre qu'un vent, un ver, par exemple. Alors, en effet, rien peut n'être perçu dans l'intestin continuellement irrité, piqué, perforé même, et les douleurs sont à la bouche, au nez, à l'anus, à la tête ou dans tout autre partie. Vous ne pouvez dans ce cas, pas plus dire que le ver même était dans le point douloureux, que vous ne pourriez affirmer, dans le cas précédent, que c'était le vent : ce sont toujours des phénomènes sympathiques. Dans le temps où, en se fondant sur diverses hypothèses de fermentation, de putréfaction, d'esprits vitaux, etc., on accordait un très-grand rôle aux vents, que l'on faisait voyager dans toutes les parties du corps, probablement l'observation de faits, semblables à ceux que je viens de citer, avait fortifié l'opinion qu'il existait une correspondance entre le vent expulsé par l'ouverture de l'anus ou de la bouche, et celui qu'on supposait causer la douleur dans différentes régions. On ne songeait ni on ne pouvait songer à rattacher le vent à l'action appréciable et caractérisable d'un tissu vivant, dans des circonstances données. Ce n'est pas que je prétende que le gaz ou vent ne puisse être réellement, hors du tube digestif, dans le lieu distendu, douloureux, tuméfié, puisque j'ai cherché à vous démontrer le contraire ; mais ce n'est pas sous ce rapport que je le considère dans ce moment. Revenons à notre dame.

« Comme elle était fréquemment tourmentée

par le besoin d'expulser des vents, elle prêtait une attention inquiète à tout ce qu'elle éprouvait, dans le ventre, et elle avait fait sur elle-même, des remarques qui se trouvèrent d'accord avec ce que l'autopsie me montra plus tard. Ainsi elle disait sentir quelquefois le vent arrêté par un obstacle qui l'empêchait de passer outre, tantôt dans un point, tantôt dans un autre; mais elle désignait surtout un point paraissant correspondre au colon descendant. Lorsqu'il se présentait à la fois le besoin d'expulser un vent et une douleur sourde, une sorte de gêne, dans ce dernier point, Mad. L... prétendait se soulager, en y pratiquant quelques frictions, avec la main, en y appliquant un corps bien chaud; alors un grouillement se faisait entendre; elle avait la sensation, comme d'un corps qui passait outre, et bientôt un vent était expulsé. Cette circonstance m'avait engagé à y faire appliquer de temps en temps un petit nombre de sangsues, et cette application était suivie du même résultat et du même soulagement. Mad. L... étant habituellement constipée, se figura qu'elle se trouverait bien de l'usage d'un purgatif, sorte de médicamens dont je lui avais toujours signalé le danger, dans sa maladie. Cependant cédant à ses sollicitations, j'essayai de lui donner deux onces de manne dans une infusion de violettes; mais je n'obtins pas de selle liquide; seulement il y eut développement d'une plus grande quantité de vents rendus avec un peu plus de facilité. »

Vous voyez arriver ici ce que je vous ai déjà montré plusieurs fois. Chez certains individus disposés au flux gazeux, à la *pneumorrhée*, un purgatif ne détermine, dans quelques circonstances, que ce flux ; dans d'autres circonstances, un flux liquide ; quelquefois alternativement l'un et l'autre, et enfin d'autres fois les deux ensemble, ce qui est beaucoup plus rare. Je vous ai cité déjà à cet égard d'excellens observateurs et notamment Sydenham.

« Mad. L..., peu satisfaite de l'effet de la manne, voulut absolument un purgatif plus intense. Je lui en donnai un composé de séné, de jalap et de rhubarbe. Cette fois il y eut plusieurs selles liquides et peu de vents. La malade éprouva le soulagement qu'une évacuation semblable procure presque toujours immédiatement. Alors, sans me consulter, elle prit une autre médecine semblable. Elle eut encore, pendant quelques jours, des selles liquides ; mais bientôt elle retomba dans sa constipation habituelle, et il arriva même, que la nouvelle excitation appelée sur le tube digestif, augmenta tous les accidens auxquels elle était en proie. »

Voilà l'effet immédiat que produisent ordinairement les purgatifs, dans ces cas, comme dans bien d'autres, et voilà aussi l'effet consécutif, qui ne tarde pas à se présenter. J'ai connu des gens qui, étant ainsi revenus plusieurs fois à la charge, pour obtenir un soulagement momentané, bientôt suivi de souffrances plus grandes, ont fini par tomber dans une gastro-entérite, intense, avec suppression complète de gaz et quelquefois de selles liquides; gastro-entérite à laquelle plusieurs ont succombé et de laquelle d'autres ont eu beaucoup de peine à se tirer. Cela arrive particulièrement aux personnes venteuses, parce que leurs voies gastriques sont extrêmement irritables.

« Enfin, sans entrer dans d'autres détails inutiles, sur les vicissitudes et les alternatives qu'offrit cette maladie, il me suffira d'ajouter que la jaunisse devint plus intense; la tumeur et les souffrances à la région hépatique augmentèrent; il survint une fièvre hectique et la malade mourut, dans une maigreur effroyable, 5 ans après l'époque où j'avais commencé à la connaître et à la soigner. J'obtins d'autant plus facilement de faire l'ouverture du corps, que le mari de cette dame, porté à croire qu'elle était morte d'un cancer au foie, voulut être éclairé sur cette circonstance. Voici ce que je trouvai :

« Dans la tête, rien qui mérite d'être cité. Dans la poitrine, les organes sains; seulement le cœur était réduit à un petit volume; le diaphragme refoulé en haut, par le développement du foie, et les poumons, le poumon droit surtout, fortement comprimés de haut en bas. Dans l'abdomen, le foie avait un volume presque double de l'état normal. Sa surface était inégale, bosselée, sa couleur rouge lie de vin; sa consistance plus grande que dans l'état naturel. Il était parsemé, un peu au-dessous de sa surface et dans tout son intérieur d'une grande quantité de tubercules, les uns à l'état de crudité, d'autres en suppuration, de la grosseur d'un pois jusqu'à celle d'une petite noix. La vésicule du fiel ne renfermait point de bile, si ce n'est quelques grumeaux d'une bile desséchée, verdâtre. Les conduits hépatique, cystique et cholédoque étaient libres. On voyait le tube digestif çà et là distendu par des gaz. La membrane gastro-intestinale était ou pâle ou légèrement injectée dans l'estomac et l'intestin grèle. Dans les points distendus, l'examen de la membrane musculaire la montrait amincie, pâle, à fibres écartées; dans ceux au contraire dont les parois étaient rapprochées, ces fibres se montraient épaisses, denses, serrées, rouges. Le gros intestin n'offrait rien d'extraordinaire jusqu'au milieu de la hauteur du colon descendant. Là, dans la longueur de deux pouces, la membrane muqueuse était d'un rouge violet, fongueuse, épaissie; la membrane musculaire très-adhérente à la muqueuse, était également plus épaisse, plus serrée que dans l'état naturel. Par la section, on y distinguait moins la direction et l'aspect ordinaire de ses fibres. Dans toute cette longueur le canal rétréci, offrait moins que le diamètre du petit doigt. Le reste du canal au-dessous jusqu'à l'anus ne présentait rien de particulier. »

Vous remarquerez que ce rétrécissement correspondait précisément au point du flanc gauche où la malade rapportait la gêne, l'obstacle au passage des vents. La sensibilité étant en général moins obtuse, dans les gros intestins, à mesure qu'on s'approche davantage de l'anus, la malade avait la sensation de cet obstacle plus facilement là, qu'elle ne l'aurait eu dans d'autres parties du tube intestinal, l'intestin grèle surtout. Les sangsues appliquées sur ce point, faisaient momentanément disparaître l'obstacle, en diminuant l'irritation, l'engorgement et l'état de constriction qui devait aller quelquefois jusqu'à l'occlusion complète du canal. Vous voyez, par cette autopsie s'expliquer naturellement les phénomènes que présentait la malade, sous le rapport de la production et de l'effet des gaz, dans le tube digestif. Je ne m'appesantirai donc pas sur des remarques qui se présentent d'elles-mêmes, et que vous avez d'ailleurs vu ressortir, en partie, de toutes les observations déjà citées. Poursuivons la considération du phénomène gazeux, sous toutes ses faces.

« Une femme de Vénissieux, département de l'Isère, présentait, depuis long-temps, une forte oppression, une toux continuelle, des crachats de matières muqueuses et presque purulentes et un œdème général. Elle avait déjà consulté beaucoup de médecins et fait beaucoup de remèdes. Elle ne vivait presque que de soupes de pain bien cuit qu'elle digérait très-bien sans flatuosités ; mais le soir, avec un petit mouvement de fièvre, se manifestaient le *ballonnement du ventre* et *la distension du tube intestinal par une grande quantité de vents*, dont elle se débarrassait encore assez facilement par l'anus. Je la vis à cette époque et ne lui conseillai que des moyens doux et la patience. Quelqu'un lui ayant persuadé que le purgatif de Leroi lui serait utile, elle en prit successivement jusqu'à 10 bouteilles. Une diarrhée considérable survint et *plus aucun vent ne reparut*. Comme elle se trouvait alors très-mal, on me fit rappeler; la langue était rouge et sèche, la soif ardente, *le ventre tout-à-fait affaissé*, la diarrhée continuelle. La mort arriva cinq jours après, *sans la réapparition d'aucun gaz dans le tube digestif*. Je ne pus pas faire l'autopsie. »

Vous voyez encore ici un flux gazeux changé en un flux liquide. C'était un mal changé en pire; car, comme je vous l'ai déjà fait observer, ce dernier est beaucoup plus dangereux que le premier, par plusieurs raisons: 1° parce que les glandes mucipares, qui jouent un rôle important dans le tube digestif, ne peuvent long-temps être le théâtre d'une forte irritation, sans s'engorger, s'enflammer, se désorganiser même, et amener bientôt l'inflammation et la désorganisation des autres parties de la muqueuse, tandis que l'élément organique de cette muqueuse, qui est chargé de l'exhalation des gaz, peut, pendant long-temps et même toute la vie, en produire une quantité considérable sans entraîner aucune de ces fâcheuses conséquences. 2° Parce que la perte d'une grande quantité de liquides affaiblit bien plus l'économie, que l'expulsion d'une bien plus grande quantité de gaz. 3° Parce que le degré d'irritation, qui produit le flux gazeux, est véritablement moins intense que le degré qui produit le flux liquide, et annonce de la part de la nature un plan moins formé de congestion, une tendance moins grande à déterminer tous les fâcheux résultats de l'inflammation.

« Madame Lo... des Brotteaux, est née de parens affectés, depuis leur jeune âge, de rhumatisme articulaire. Elle éprouva elle-même de bonne heure des douleurs dans les articulations du genou, de l'épaule, dans les membres. Quelquefois ces douleurs se fixent à la tête, à la région épigastrique. Elle se maria, et, peu de temps après sa première couche, qui fut suivie d'une perte abondante de sang, elle crut nécessaire de se purger. La médecine détermina de fortes coliques et *le développement d'une très-grande quantité de vents*, sorte d'indisposition à laquelle madame Lo.... était auparavant peu sujette. Depuis lors, à l'époque de l'année où le rhumatisme a coutume de revenir, il se porte parfois sur le tube intestinal et y détermine les mêmes accidens pendant plusieurs jours, et ce n'est que quand il se rejette sur les membres ou ailleurs, que tous ces accidens cessent et qu'il *n'y a plus ni coliques ni vents*. Madame Lo.... a fait cent fois cette observation sur elle-même et elle m'en a fait part, avec beaucoup de détails, lorsque en me consultant, pour la première fois, elle me demanda un remède à ces maux. »

Il arrive encore ici ce que nous voyons assez souvent. Pour peu qu'une personne soit disposée au flux gazeux, à la *pneumorrée*, si elle se trouve en proie à quelque irritation qui se fixe de temps en temps sur le tube digestif, il survient tout-à-coup un développement et une explosion de beaucoup de gaz, phénomène qui ne se présente plus, lorsque l'irritation quitte le tube digestif pour se fixer sur une autre partie. Dans ce pays, où il règne tant de rhumatismes, où les muqueuses sont si souvent affectées, je suis fréquemment témoin de semblables événemens. Enfin, pour dernière observation, je vous citerai la suivante :

« Un ouvrier en soie de la Croix-Rousse ayant eu, à l'âge de 18 ans, une fièvre intermittente, tierce, qu'il garda long-temps et pour laquelle on lui donna plusieurs vomitifs, purgatifs et beaucoup de quina, demeura sujet à des *flatuosités et au développement d'une très-grande quantité de vents dans le tube digestif*. Vers l'âge de 30 ans, il se livra plus que jamais à des écarts de régime qui ne firent qu'augmenter ses souffrances. Voulant se débarrasser des vents qui le tourmentaient, et croyant y parvenir, par des excitans, des toniques, il faisait usage de beaucoup de vin, de café, d'eau-de-vie, etc. Il atteignit effectivement son but, sous ce rapport, c'est-à-dire *qu'il ne se développa plus de venis dans les voies gastriques ;* mais alors survinrent des douleurs horribles, lancinantes, vers la région du pylore ; des vomissemens fréquens, soit des alimens peu de temps après leur ingestion, soit de matières muqueuses, et il survint aussi de la diarrhée. C'est dans cet état que le malade, après avoir ruiné sa santé et sa bourse, entra à l'Hôtel-Dieu de Lyon (salle des hommes fiévreux, M. Bellai, médecin, 1822), où il nous donna tous les détails que vous venez de lire. Il était maigre, pâle, avait le ventre affaissé, et offrait vers la région du pylore, une tumeur de la grosseur d'un œuf de pigeon, très-douloureuse au toucher, ce qui fit soupçonner à M. Bellai une affection organique du pylore déjà très-avancée. La diarrhée cessa, mais les vomissemens continuèrent avec opiniâtreté, malgré tous les moyens employés. Pendant près d'un mois que le malade vécut encore, depuis son entrée, *il ne se développa presqu'aucun gaz*, dans les voies digestives, si ce n'est quelques flatuosités dans l'estomac, provenant évidemment de la mauvaise digestion, de la décomposition des liquides, ou des légers bouillons qui étaient toujours en grande partie rejetés, plus ou moins reconnaissables, peu de temps après leur ingestion. Une fièvre assez intense survint, et le malade mourut dans le dernier degré du marasme. A l'autopsie, le tube gastro-intestinal fixa principalement notre attention, et nous trouvâmes, vers le pilore, la membrane muqueuse et la membrane musculaire confondues, très-épaissies, d'un rouge pâle, offrant un tissu homogène, dense, criant sous le scalpel, comme un tissu squirreux. L'ouverture pylorique était entièrement oblitérée. A droite de la tumeur, existait un ulcère oblong, n'intéressant que la muqueuse, dont les bords étaient livides, fongueux, inégalement découpés et le fond sanieux. Dans l'intestin, on voyait de loin en loin des plaques d'un rouge intense, pointillées ou hachées ou égales, et d'autres plaques d'un rouge brun livide, accompagnées d'un ramollissement de la muqueuse, toutes traces d'inflammation ancienne ou récente. Les glandes mucipares étaient en général plus gonflées, plus rouges que dans l'état naturel. »

Outre les remarques que vous avez faites déjà, dans toutes les autres observations, et que vous pouvez faire encore dans celle-ci, j'appellerai votre attention sur cette circonstance essentielle et saillante : c'est que, lorsque l'inflammation est devenue plus intense, et que la désorganisation a marché d'une manière rapide, le flux gazeux qui existait, depuis si long-temps, a complètement cessé. Le flux diarrhéique a encore existé quelque temps ; mais il a fini par disparaître, comme l'autre ; alors la fièvre violente s'est manifestée et la mort est devenue imminente. Il n'y a pas de doute que, si ce flux gazeux ne se fût établi, dès le commencement, chez cet homme, comme une sorte de voie de dégorgement, l'irritation serait passée beaucoup plutôt à l'état d'inflammation, et celle-ci aurait aussi amené plutôt, en supposant d'ailleurs que le malade se fût toujours conduit de même, tous les résultats fâcheux dont la mort a été la conséquence. Cela prouve que la *pneumorrée*, chez les personnes prédisposées surtout, comme je l'ai déjà dit, et comme je ne cesserai de le répéter, est un phénomène de réaction par lequel la nature prélude à l'établissement de l'inflammation ; celle-ci le laisse encore exister, lorsqu'elle est commençante, mais le supprime entièrement, lorsqu'elle devient intense. Si elle permet alors qu'il reparaisse, c'est parce qu'elle entre dans une voie de véritable amendement. Ce n'est pas qu'une inflammation très-intense ne puisse exister, concurremment avec la *pneumorrée ;* mais alors, ce sont les parties moins enflammées ou simplement irritées, qui produisent le flux gazeux. Dans ce cas, il survient toujours la tympanite, l'impossibilité d'expulser les gaz, etc., qui, d'après ce que je vous ai démontré, dans mes premières lettres, permettent de fixer la véritable valeur de ce phénomène gazeux, et apprennent que, dans ce cas, quoiqu'il soit produit en vertu du même principe, il n'a pas la même valeur absolue, dans l'établissement du pronostic de la maladie. La pneumorrée peut exister également dans ce qu'on appelle gastralgie ou gastro-entéralgie ; mais elle n'en est pas moins un symptôme d'irritation, qui, sous l'influence d'une nouvelle cause irritante, peut passer plus ou moins rapidement à l'état d'inflammation. D'ailleurs comme ces gastralgies ou gastro-entéralgies ne tuent guère les gens que lorsqu'elles sont passées à l'état de gastrites ou gastro-entérites aiguës ou chroniques, il nous est impossible d'affirmer si, même dès le commencement, il n'y avait pas quelque point d'inflammation légère, dans quelque partie du tube intestinal. Vous voyez, d'après cela, qu'il y a des gastralgies et gastro-entéralgies sans flux ou avec flux liquide, et d'autres avec flux gazeux qu'on peut appeler *venteuses*; qu'il y a des gastrites et des gastro-entérites sans flux ou avec flux liquide, et d'autres avec flux gazeux, qu'on peut aussi appeler *venteuses*, et que, de toutes les formes que peuvent prendre ces maladies, les formes *venteuses* sont celles qui, tout en s'accompagnant quelquefois de grandes souffrances, ont en réalité le moins de danger. Ainsi se trouvent de plus en plus vérifiées et confirmées toutes les propositions que j'ai émises, en commençant cet opuscule.

Quant à ce que j'ai dit, relativement à l'absorption des gaz, leur introduction dans le système vasculaire, où ils produisent, par la compression ou l'obstacle à la circulation, des accidens mortels, j'ai l'intime conviction, que, dans un petit nombre de cas dont j'ai été témoin (car heureusement ces cas sont rares), la mort prompte survenue était dûe à cette cause; mais je n'ai pas été assez heureux alors, pour pouvoir faire l'autopsie : par conséquent je ne puis vous offrir des exemples aussi saillans, aussi concluans que ceux empruntés à divers auteurs, notamment à l'illustre Morgagni ; mais ceux-là seuls suffisent ; en effet, je vous le répète, il n'y a aucune probabilité pour admettre que les gaz soient le résultat d'un état particulier, d'une maladie, d'une décomposition du sang ou des humeurs, dans les vaisseaux comme ailleurs. Alors, de deux choses l'une : ou les gaz sont le produit d'une exhalation de la membrane interne des vaisseaux, ou bien ils viennent de l'absorption par les extrémités veineuses ou lymphatiques, de ceux contenus en plus ou moins grande quantité, dans quelque foyer tel que les voies gastriques, etc. ; or, dans les cas cités, la coïncidence d'une très-grande quantité de gaz dans ces voies, de la présence de ces mêmes gaz dans les vaisseaux lactés, les veinules du système de la veine porte, et de proche en proche, les autres veines du corps, jusqu'au cerveau, enfin l'opinion même, quoique vaguement exprimée, de Morgagni, tout porte à justifier les conclusions que j'en ai tirées et que je regarde comme une vérité démontrée.

Je finis ici cette lettre, dans laquelle j'ai fait usage uniquement de mes propres observations, pour mieux vous présenter, sous toutes ses faces, la question que je cherche à éclairer. Dans mes premières lettres, au contraire, je ne m'étais basé que sur des observations, en grand nombre, prises dans les différens auteurs qui se sont occupés de ce sujet. C'est ainsi que je devais agir, pour éviter toute cause d'erreur. La plupart des faits sur lesquels sont fondés les principes que j'ai établis, existaient déjà épars çà et là dans les livres; il s'agissait de les lier et de conclure. La même chose a lieu, n'en doutez pas, dans beaucoup d'autres questions de médecine. Ce ne sont pas les faits qui manquent; au contraire, ils surabondent. Le difficile est d'en faire jaillir la lumière et d'en extraire le principe dont ils ne sont que le développement. Je vais consacrer ma dernière lettre, comme je vous l'avais promis, à l'examen plus étendu du traitement.

DIXIÈME LETTRE.

Vous me disiez, dans le commencement, et beaucoup de gens me disent encore : « Vous prétendez que les vents sont dûs à l'irritation, et cependant, je ne me soulage et ne me débarrasse des vents qu'avec des excitans, des toniques. » Il ne s'agit que de s'entendre, et tout cela s'explique : autre chose est la faculté d'engendrer les vents, autre chose est le pouvoir de les chasser. Ce n'est pas le même agent qui les produit et les expulse. Ce dernier ne peut être que la membrane musculaire. Les vents ne peuvent circuler, dans le canal intestinal, pour être rejetés au dehors, que par la contraction continue des fibres musculaires, dans un même sens, de haut en bas ou de bas en haut. Sans cette contraction, ils n'éprouveraient pas le moindre déplacement, et ils n'auraient d'autre effet que de distendre le tube digestif, par leur élasticité ; car, comme nous l'avons déjà remarqué, leur circulation ne pourrait nullement être influencée, par aucune des circonstances, indépendantes de la contraction musculaire, qui favorisent et déterminent la circulation des substances plus ou moins liquides. Or toute fibre musculaire trop long-temps et trop forcément distendue finit, pour un temps plus ou moins long, par perdre son ressort ou sa force de réaction, et cela est vrai pour les muscles de la vie organique, comme pour ceux de la vie animale. Voyez ce qui arrive à un muscle des membres trop long-temps distendu par une tumeur, aux muscles de l'abdomen distendus par la grossesse, à la vessie distendue par l'urine, etc. La membrane musculaire du tube digestif présente ce phénomène d'une manière encore bien plus remarquable, et quoique *à priori* on pût le conclure, les autopsies cadavériques sont là pour le démontrer. D'un autre côté, non-seulement l'aspect du muscle intestinal annonce en général que la force de contraction n'est pas la même dans tous les points de sa longueur, mais encore il y a, sous ce rapport, une foule de variétés, chez les divers individus. Il était difficile en effet que, dans l'étendue si considérable de ce muscle, composé, outre les fibres circulaires, de fibres qui se suivent bout à bout sans se continuer, et qui prennent, comme leur point d'attache, sur un tissu cellulaire serré, presque fibreux, intermédiaire à ce muscle et à la muqueuse; il était difficile, dis-je, qu'il n'y eût pas une foule de nuances, dans la force de ressort et de contraction des différens points de cette étendue.

Toutes les nuances de ce genre, qui se rencontrent, dans les diverses fibres des muscles de la vie animale, ou des autres muscles de la vie organique, devaient, à plus forte raison, se rencontrer dans celui que nous considérons. Ainsi cette membrane musculaire, sera, ici, plus disposée à se laisser distendre par un vent, et là, plus disposée à le repousser. Enfin cette membrane est unie, par une étroite sympathie, avec la muqueuse gastro-intestinale; par conséquent, s'il survient une irritation, une inflammation, dans un point de cette dernière, il survient aussi un trouble dans la première, de sorte, qu'alors les fibres se resserrent dans un point, tandis qu'elles se laissent distendre ou sont comme immobiles dans l'autre. Avec ces considérations, il sera facile de concevoir comment des toniques, des excitans, peuvent dans quelques cas, débarrasser les voies gastriques des vents qui les fatiguent.

En effet, je suppose d'abord que les gaz sont dûs seulement à de mauvaises digestions, par altération des sucs gastriques, etc., en un mot, à une digestion venteuse habituelle, sans être directement produits par la membrane muqueuse ellemême, dans un état morbide. Alors il peut arriver plusieurs cas : 1° Pendant un temps plus ou moins long, la membrane musculaire expulsera les vents, sans difficulté, parce qu'elle n'aura pas encore perdu son ressort, sa force de réaction; parce que la force vitale, la force de contraction, ne se trouveront pas encore réparties d'une manière inégale et vicieuse sur les différens points de sa longueur. Dans ce cas, pour se débarrasser des vents, on n'aura besoin ni de toniques, ni d'excitans, ni d'autres remèdes. 2° A force de distension, de fatigue, il y aura perte de ressort, dans quelques points de la membrane musculaire, sans cependant aucune tendance encore à un resserrement, une contraction spasmodique, dans d'autres points. C'est là ce qui se présente le plus souvent, lorsque l'habitude venteuse n'est pas très-considérable et n'existe pas depuis très-long-temps. Dans ce cas, au moment où le tube digestif est fortement distendu et fatigué par des vents, si vous prenez un excitant, un tonique, un verre de vin généreux, une tasse de café, de thé; un peu de liqueur, de menthe, de moldavique, de coings; une tasse de chocolat, d'eau très-chaude, etc., l'excitation, reçue dans l'estomac, se répétant plus ou moins promptement, sur les fibres musculaires de tout le canal, il arrivera que celles-ci, ainsi sollicitées, sortiront de leur inertie, de leur engourdissement, et réagiront sur les gaz qui, poussés de proche en proche, finiront par être expulsés au dehors. Lorsque le repas est fait depuis long-temps, que la digestion, dans toutes ses phases, est accomplie, que rien ne réveille plus l'excitation et le ton des voies digestives, les vents distendent plus facilement et tourmentent ces voies; mais si un aliment nouveau, surtout chaud , est introduit, il ne tarde pas à s'opérer, par retour du ton, de l'excitation, des contractions qui les chassent. Voilà pourquoi il ne convient pas que les personnes venteuses demeurent trop long-temps sans manger. Vous remarquerez même que cette distension, avant le repas, considérée particulièrement dans l'estomac, cause sympathiquement des maux de tête, des étourdissemens et une sorte de malaise insupportable qui cessent, comme par enchantement, lorsque quelques bouchées d'aliment ingeré ont déterminé seulement quelques éructations.

3° En même temps que le muscle gastro-intestinal s'est affaibli, a perdu son ressort, dans quelques parties, il offre une tendance à la constriction spasmodique dans d'autres. Alors l'excitant, le tonique que vous prendrez, en réveillant le ton de celles-là augmentera le spasme de celles-ci. Mais si cette constriction n'est pas très-grande et ne rapproche pas trop fortement les parois du canal, les vents seront encore expulsés quoique avec beaucoup plus de peine et de malaise. Dans ce cas, tantôt cette expulsion sera plus facile, avec une boisson forte, et tantôt avec une boisson douce. Aussi, pendant que quelques personnes venteuses me disent se débarrasser plus aisément avec un verre de vin, d'autres me disent que c'est avec un verre d'eau, de limonade, d'orgeat, etc. Toutes ont raison; il s'agit de distinguer. Si, avec de semblables dispositions, vous suivez pendant long-temps un régime doux, rafraîchissant, débilitant, il vous arrivera de finir par ne plus pouvoir chasser les vents qui vous fatigueront. Si alors vous passez à un régime tonique, excitant, vous vous soulagerez promptement, mais par la continuation de ce même régime, vous retomberez bientôt dans le même embarras, de manière qu'il vous faudra faire un usage alternatif et mesuré de l'un et de l'autre de ces régimes. Vous me demanderez peut-être comment vous reconnaîtrez duquel de ces deux régimes il faudra faire usage. Je répondrai que l'expérience seule peut apprendre cela, et chacun doit, sous ce rapport, être son propre médecin.

4° Enfin, si les voies gastriques sont très-irritables, si le muscle gastro-intestinal est vigoureusement conformé, il peut arriver qu'il y ait beaucoup plus de tendance au resserrement qu'au relâchement, et alors ce n'est que par des boissons douces et un régime non excitant que vous vous soulagerez.

Voilà ce qui explique comment, dans les maladies venteuses, différens moyens amènent le même résultat. Tout cela est possible et vrai, selon la diversité des circonstances que présente le canal intestinal.

Maintenant, je pose le cas où la membrane muqueuse, dans un état d'excitation nerveuse, d'irritation ou d'inflammation, est elle-même l'auteur des vents qui distendent et font souffrir les voies digestives. En établissant les mêmes divisions, selon l'état des fibres musculaires, vous pourrez absolument appliquer les mêmes considérations et en tirer les mêmes conséquences. Seulement ici les souffrances seront plus grandes; car la distension s'exercera sur une muqueuse plus irritable ou malade, qui, par conséquent, apportera un trouble continuel dans les mouvemens de la membrane musculaire. Souvent ce qui conviéndra à l'une de ces membranes, ne conviendra pas à l'autre, et l'on sera très-embarrassé, pour obtenir un moyen de soulagement. C'est dans ces cas que vous trouverez tous les tourmens que présentent les personnes à gastro-entéralgie ou gastro-entérite-chronique venteuse, les atrabilaires, les hypocondriaques, quelquefois les maniaques, etc., tourmens dont quelques auteurs et notamment Combalusier ont tracé un tableau vraiment effrayant.

Je répéterai ici cette remarque essentielle, c'est que quand l'inflammation de la muqueuse est très-intense, la membrane musculaire tombe dans une sorte d'inertie, d'immobilité, et alors, si antérieurement les gaz avaient été expulsés ou absorbés, les parois abdominales sont complètement affaissées et les muscles abdominaux appliqués contre la colonne vertébrale; si les vents, au contraire, n'avaient été ni absorbés ni expulsés, ou bien si les parties simplement irritées ou peu enflammées de la muqueuse ont continué d'en produire, il y a tympanite et cessation entière de leur expulsion. J'ajouterai que, si, à la fin de beaucoup de maladies, vous voyez le ventre flasque et ses parois complètement rapprochées, c'est qu'il ne s'opère plus, par suite du trouble général et de l'altération de toutes les fonctions, cette exhalation de gaz naturelle et normale, qui doit avoir habituellement lieu, dans le tube digestif, pour l'exécution convenable de ses fonctions particulières. C'est ainsi que vous voyez dans les mêmes circonstances, la transpiration insensible disparaître quelquefois entièrement à la peau. Le retour de l'exhalation gazeuse et quelques vents expulsés par l'anus sont, dans ces cas, d'un bon augure. Enfin, je vous ferai encore observer que si, par la suppression ordinaire de cette exhalation, dans la gastro-entérite intense, le ventre peut être affaissé, il est au contraire presque toujours balloné et offre une tympanite intestinale, dans la péritonite. La raison en est que, dans la péritonite, la muqueuse gastro-intestinale n'est que sympathiquement irritée et peut, dans cette circonstance, produire des gaz, sans compter d'ailleurs ceux que le péritoine lui-même peut exhaler, dans cet état morbide.

Après toutes les données que nous venons d'acquérir sur les causes qui engendrent les vents, sur les différens états de l'agent qui les expulse, et les effets qu'ils déterminent, par leur présence, nous pouvons entrer dans quelques considérations plus détaillées et plus satisfaisantes, sur le traitement. Voyons d'abord le cas où les vents viennent de la digestion. Je crois inutile d'avertir que je ne puis parler ici que de ce qui est généralement vrai, de ce qui a lieu dans le plus grand nombre de cas; que je puis établir seulement des principes généraux; car l'estomac est peut-être, de tous les organes, celui qui offre le plus de goûts, de caprices, de répugnances, d'inclinations, de dispositions bizarres, et je ne saurais entrer dans la considération ni l'énumération de tous ces cas exceptionnels. Commençons par jeter un coup d'œil sur les objets que considère l'hygiène.

1° *Ingesta*, les alimens, les boissons. Nous manquons certainement d'une bonne classification des alimens, considérés relativement à la facilité, la rapidité avec lesquelles l'estomac les digère, et les divers résultats de cette digestion. Les alimens causent des vents, ou, parce qu'ils sont naturellement et nécessairement plus ou moins, pour tout le monde, ce qu'on appelle *venteux*, qualité qu'ils doivent à des particularités de composition que la chimie est bien loin d'avoir fait encore connaître; ou parce qu'ils sont, ce qu'on appelle réfractaires aux voies digestives, d'une difficile digestion, et laissent par conséquent s'établir des résultats chimiques qui ne sont pas dans une bonne digestion; ou bien enfin parce que, n'étant pas démontré, par l'expérience qu'ils ont l'une ou l'autre de ces propriétés, ils l'acquièrent cependant, à cause de l'altération particulière des sucs gastriques de l'estomac qui en fait usage. Il est évident que, dans cette dernière hypothèse, c'est à chacun à consulter son estomac, et qu'on ne peut établir de préceptes généraux que pour les deux autres cas. Les principaux alimens venteux sont, pour les légumes, les plantes potagères, les herbages, etc., haricots, choux, lentilles., pois, fèves, navets, raves, poireaux, pommes de terre, scorsonères, épinards, bette-raves, salade crue, crudités en général, etc.; c'est dans cette classe surtout que se trouvent les alimens venteux par excellence. Pour les fruits : chataignes, pommes crues, poires non fondantes, abricots, fruits à pulpe sèche, raisins, etc. De plus, les alimens féculens qui renferment peu ou point de gluten; les pâtisseries de tous les genres, les pâtes non levées, non fermentées; toutes les sauces en général et surtout les sauces où il entre une graisse quelconque. Si les personnes, à digestion venteuse, n'évitent pas soigneusement toutes ces substances, c'est en vain qu'elles aspireront à digérer, sans vents, ou avec le moins de vents possible, et que, pour atteindre ce but, elle fatigueront leurs voies gastriques, par l'introduction de tous les toniques, les digestifs et les carminatifs plus ou moins recommandés. Quant aux alimens de difficile digestion, tels que viandes noires, une grande partie de la viande de cochon, quelques espèces de poissons, etc., je vous renverrai aux divers traités d'hygiène. Mais, pour donner des préceptes plus positifs, et pour ne pas parler seulement des substances qu'il faut éviter, j'établirai qu'une personne, à digestion venteuse, doit principalement faire usage de la nourriture suivante : pain de froment pas trop nouvellement fait et bien cuit; soupe de pain au bouillon gras ou au beurre frais (les soupes de pâtes, de riz, de millet, d'orge, etc. sont moins sûres relativement aux vents); bœuf, mouton, veau, chevreau, agneau (ces trois derniers surtout quand ils sont assez faits); volaille, viandes blanches en général, tout cela bouilli ou rôti, sans sauce autre que le jus de la viande tout pur et en laissant de côté la graisse; œufs à la coque; quelques poissons tels que merlan, sole, raie, barbot, lotte, tanche, truite, brochet, carpe, rouget, et un très-petit nombre d'autres, le tout bouilli, apprêté avec un peu de bonne huile d'olive, de vinaigre et de sel, ou frit au beurre frais, sans condiment ni sauce aucune : quelques herbages cuits, tels que chicorée, oseille, céleri; quelques plantes potagères, telles que carottes, cardons, bettes ou poirée toujours au beurre frais ou au jus de viande, sans graisse; asperges, artichauts, petits pois, haricots verts (ces deux derniers, seulement quand ils sont tout-à-fait nouveaux, car bientôt, ainsi que la plupart des productions alimentaires du même genre qu'amène la belle saison, ils acquièrent des propriétés venteuses); fruits doux et fondans, tels que pêche, poire beurrée, prune reine-claude, fruits rouges non trop acides, ni à pulpe trop sèche, fraises, cerises, quelquefois le bon melon; fruits cuits, pomme et poire surtout; confiture, gelée de coings, de pommes, de groseilles, d'abricots, etc. Je trace ici les substances seulement, avec lesquelles on a le moins à craindre de vents, tout comme j'avais tracé celles avec lesquelles on en a à craindre le plus. Une personne qui consentirait à n'user que de ces alimens, échapperait certainement à la plus fréquente et parfois à la seule cause de la production d'une grande quantité de vents dans l'estomac.

Le choix des boissons est aussi d'une grande importance, pour les personnes venteuses. En général, la bonne eau, l'eau réunissant les qualités que vous trouverez énumérées dans tous les traités d'hygiène et qu'il est inutile de répéter ici, est le meilleur agent de la digestion, sans vents. Mais comme presque tous les estomacs sont dès l'enfance, accoutumés au vin, il faut choisir celui qui convient le mieux, dans ces cas. Un vin tonique, sans être excitant, légèrement sucré; peu spiritueux, point âpre ni acide, est celui qu'il faut choisir. Les vins de Bordeaux, les vins légers de Bourgogne, quelques vins du Beaujolais, quelques vins d'Espagne à très-petite dose, etc. C'est à ces vins ou à ceux qui leur ressemblent qu'il faut en général accorder la préférence. Au reste il y a, dans beaucoup de localités, des vins qui, sans avoir ces qualités supérieures, remplissent à peu près le même but. Il faut éviter les vins blancs, les vins trop nouveaux, qui n'ont pas assez fermenté, les bières trop vieilles ou trop nouvelles, les liqueurs faites avec des fruits, la pomme, la poire, etc. Ces boissons conviennent peu aux estomacs venteux; mais leur plus grand fléau, ce sont les vins frelatés. Dans les temps où nous vivons, à moins d'être soi-même propriétaire de vignobles ou d'être l'ami intime de quelqu'un qui en possède, on ne peut guère se flatter de boire du vin naturel. Non-seulement la plupart de ceux qui récoltent du vin, dans leurs propriétés, emploient, comme en badinant, l'alun, le soufre, l'eau-de-vie, la litharge, etc.; mais encore entre ceux qui récoltent et une grande partie de ceux qui consomment, il s'est interposé une foule d'innocens semi-empoisonneurs, sous le nom de marchands de vin. C'est vraiment chose déplorable que le trafic qui se fait, sous ce rapport, sur la santé des hommes. La chimie, en apprenant à corriger, à masquer, à neutraliser les mauvaises qualités de quelques vins ou à en fabriquer de toutes pièces, a permis de créer ainsi un vrai système d'empoisonnement que les lois semblent tolérer. Elle n'a pas donné, en même temps, des moyens aussi faciles de découvrir la fraude. C'est ici le cas de dire que, si les sciences et la civilisation ont fait aux hommes beaucoup de bien, elles leur ont fait aussi, comme disait Rousseau, beaucoup de mal. Je conclurai de tout cela que, lorsqu'une personne, à digestion laborieuse, venteuse, mangera hors de chez elle, il faut qu'elle se méfie de tous les vins qu'on lui offrira, d'ailleurs avec le meilleur cœur et les meilleures intentions du monde, comme vins toniques, stomachiques, vins étrangers, excellens vins, etc., et que pour peu qu'elle trouve, dans ces vins, quelque chose qui lui déplaise, ou même, le plus souvent, sans cela, elle fera mieux de demander les vins les plus petits, les plus simples ou de ne boire que de l'eau.

Le café est stomachique, digestif ou non, selon l'irritabilité générale et l'irritabilité particulière de l'estomac. Si l'on est encore trop rapproché de l'époque où la digestion a commencé à devenir venteuse, par une altération des sucs gastriques, suite d'une affection morbide de l'estomac, le café agira plutôt comme irritant que comme tonique. Si un temps assez long, depuis cette époque, s'est écoulé, il y a ordinairement, à la fois, avec l'altération des sucs gastriques, défaut de ton de la muqueuse gastrique; alors le café sera en général utile pour aider la digestion; de plus, il aura l'avantage de stimuler sympathiquement les parties du tube intestinal relâchées, distendues par les vents, comme je vous l'ai déjà fait observer, et de les faire expulser. Cependant, comme il peut aussi favoriser la tendance aux constrictions spasmodiques, s'il en existe déjà, ou même les faire naître, s'il n'en existe pas encore, il faudra savoir en user modérément, le laisser et le reprendre à propos. Il est entendu que le café n'a de pouvoir favorable, sous le rapport des vents, que lorsqu'il est pris après des alimens, et non à jeun ; car il agirait alors trop à nu sur l'estomac et ne produirait que son effet trop stimulant, à moins qu'on ne le prît en petite quantité et froid. Le café au lait, avec peu de café, forme un déjeûner d'une assez facile digestion et qui convient à beaucoup de personnes venteuses. Mais qu'on use du lait avec le café ou sans café, il faut prendre garde à la manière dont on nourrit les animaux qui le fournissent. Il est évident que si le lait d'une nourrice qui a mangé des alimens venteux développe des vents dans les voies gastriques des nourrissons, le lait des animaux, à qui l'on donne des alimens semblables, doit amener le même résultat, à plus forte raison, chez les estomacs à digestion venteuse. Je puis vous assurer que, plus d'une fois, j'ai été appelé pour détruire des coliques et des vents qui ne reconnaissaient pas d'autre cause. Je ne veux d'ailleurs entrer dans aucune considération sur les diverses manières dont on frelate le lait. Je ne l'envisage ici, comme tous les autres alimens liquides ou solides, que sous le rapport venteux.

Pour le chocolat, on peut dire, pourvu qu'il ne soit pas non plus frelaté, qu'il est tonique, sans être stimulant; qu'il rehausse le ton de la fibre musculaire, qu'il la réveille de son engourdissement et la sollicite à chasser les vents. Il est vrai qu'il est pour quelques personnes ce qu'on appelle échauffant; mais j'ai dit et je répète qu'en parlant de l'estomac, à cause des circonstances extrêmement variables et variées qu'offre la vie de cet organe, on ne peut écrire que des généralités et aucun principe positivement applicable dans tous les cas.

Quant à toutes les boissons dont le véhicule est l'esprit de vin, l'eau-de-vie, sous quelque nom qu'on les proclame, qu'elles s'appellent élixir chez le pharmacien ou liqueur chez le liquoriste, les estomacs venteux feront très-bien d'y renoncer entièrement.

Mon intention n'est pas d'entrer dans de plus grands détails sur l'énumération des autres alimens ou boissons qui pourraient ne pas être nuisibles aux personnes pour qui j'écris principalement. Ce qui précède doit leur suffire. Elles trouveront, seulement dans ce que j'ai désigné, assez de quoi choisir et de quoi composer leur régime habituel. Le plus difficile et l'impossible même, pour beaucoup de gens, c'est de persévérer dans ce régime. S'ils peuvent le faire, je leur promets, non-seulement le soulagement, mais, à la longue, la cessation complète de leurs maux. J'ai fait, sous ce rapport, bien des recherches et des observations, que peu de gens auraient la patience et la volonté de faire. Je puis, dans tout ceci, comme dans tout ce qui me reste à dire, donner des préceptes fondés sur une expérience très-attentivement soutenue.

Ce n'est pas tout que de savoir choisir les alimens et les boissons, il faut encore, pour qu'ils développent, dans l'estomac, le moins de vents possible, les soumettre à une mastication convenable et manger doucement. Moins on mâche, plus les alimens auront à subir dans l'estomac, des changemens considérables, qui amèneront un plus grand jeu des affinités chimiques et un plus grand nombre de résultats gazeux. Plus on avale vîte des alimens mal mâchés, plus on avale d'air, avec ces alimens et par le fait de la déglutition.

Ce que je vais dire maintenant est relatif aux gaz, provenant de la digestion, comme à ceux qui sont dûs à l'exhalation de la muqueuse digestive.

2° *Applicata*. Les vêtemens, bains, cosmétiques, etc. Ces objets méritent une grande attention, en se fondant sur ces principes, que la peau est le théâtre d'une transpiration vaporeuse, gazeuse, insensible, indispensable à la santé; que chez les personnes venteuses, il y a plus de tendance au remplacement de cette exhalation dans un point, par une exhalation analogue, dans un autre. Ainsi, chez ces personnes, la suppression de cette exhalation cutanée, au lieu d'être suivie d'un œdême, d'une diarrhée, ou de tout autre flux liquide, pourra déterminer plutôt un flux gazeux dans les voies digestives. Voilà pourquoi on trouve tant d'exemples, dans les auteurs que je vous ai cités, de vents nombreux, apparaissant pendant ou après diverses éruptions, qui altèrent plus ou moins cette importante fonction cutanée, petite-vérole, rougeole, scarlatine, dartres, etc. C'est ce qui avait fait dire à Bernard Gaspard (ouvrage cité), que l'apparition des gaz tenait à l'*irritation vitale*. D'après cela, les personnes venteuses feront bien de se tenir toujours chaudement, mais surtout de se tenir des vêtemens de flanelle immédiatement appliqués sur la peau. La flanelle ainsi employée, en appelant continuellement à la peau un mouvement fluxionnaire, prévient ou arrête les fluxions dans les organes intérieurs, ce qui est vrai des flux liquides, comme des flux gazeux. On sait l'avantage qu'on en retire dans la diarrhée chronique, le choléra, etc. Ce qui prouve l'influence exercée par cette sorte de vêtemens sur la quantité de vents que peut exhaler la muqueuse digestive, c'est que, si on les ôte quelques jours, cette quantité de vents augmente, si on les remet, elle diminue, à moins qu'il ne fasse très-chaud, car alors le mouvement fluxionnaire vers la peau a naturellement et continuellement lieu. Un bon moyen, qu'il faut ranger ici, pour détruire l'habitude venteuse, est de pratiquer sur l'enveloppe cutanée, de temps en temps, surtout le matin, en se levant, des frictions douces, avec une brosse sèche. Quant aux bains, aux cosmétiques, etc., il est facile, en appliquant le principe que je viens d'émettre tout à l'heure, d'assigner, dans le cas qui nous occupe, leur véritable valeur.

3° *Circumfusa*. Cette classe d'objets n'offre rien de spécial qui touche à mon sujet, les vents. L'air, les climats, l'habitation, etc., n'ont, dans ce cas, d'autre influence que celle qu'ils exercent sur les fonctions de la peau et sur la digestion. De ce qui précède, on pourra conclure, dans des circonstances données, leur action favorable ou nuisible. Je n'ai donc pas sur eux de considération particulière à émettre.

4° *Gesta*. Le sommeil, la veille, les mouvemens, le repos. Ces quatre choses n'ont, en général, ni plus ni moins d'influence sur l'exhalation gazeuse gastro-intestinale, qu'elles n'en ont sur toutes les autres exhalations et sécrétions. Mais, sous le rapport des vents dûs à la digestion, elles méritent quelques développemens. On ne peut rien dire de positivement applicable à tous les cas, relativement à l'influence du sommeil sur la digestion. Les uns digèrent mieux, en dormant, après le repas; d'autres, en veillant, quoique ce dernier cas soit le plus généralement vrai. Mais si la digestion est venteuse, le sommeil sera nuisible; en voici la raison : c'est que les vents s'accumuleront, dans les voies gastriques, sans pouvoir être expulsés, et troubleront ainsi, de plus en plus, et la digestion et les organes gastriques. Les vents ne peuvent être expulsés, pendant le sommeil, parce qu'ils exigent un acte de la volonté et une forte contraction du muscle gastro-intestinal, notamment de la partie inférieure du colon et du rectum.

Il y a cette différence entre cette expulsion des gaz et la défécation, que celle-ci, surtout lorsqu'il s'agit de matières liquides, déjà parvenues dans le rectum, peut avoir lieu, même par une faible contraction involontaire de ce dernier organe, favorisée par la pesanteur des liquides, leur défaut d'élasticité, d'expansibilité et la facilité avec laquelle le sphincter de l'anus pourra céder à ces diverses circonstances réunies. Aussi cette défécation est possible, pendant le sommeil, tandis qu'on ne verra jamais avoir lieu, dans cet état, l'expulsion des vents qui exige, comme je vous l'ai déjà fait remarquer, une contraction forte et soutenue, de haut en bas du gros intestin, le sphincter de l'anus ne pouvant être influencé par la pesanteur presque nulle du gaz. Cette expulsion n'aurait tout au plus lieu involontairement, et, par conséquent, sous ce rapport, dans un état plus ou moins semblable au sommeil, que dans ces contractions brusques et violentes des muscles de la vie animale, comme de la vie organique, que présentent certains états morbides, tels que de promptes congestions cérébrales, la syncope, les convulsions, etc. Je conclus de tout cela, que les personnes, à digestion venteuse, doivent se tenir éveillées, après le repas, pour expulser autant que possible les gaz, à mesure qu'ils se formeront et pour éviter les désordres que pourrait amener leur accumulation. Ainsi je conseille à ces personnes de se coucher long temps après le repas. Si elles font le contraire, elles auront, en général, un sommeil pénible, agité par des rêves fatigans, et elles se réveilleront avec un grand malaise des voies gastriques.

Quant au mouvement, au repos; s'il est vrai de dire généralement que le repos, pendant quelque temps, est nécessaire, après le repas, d'un autre côté un léger mouvement, une légère promenade sont favorables à l'expulsion des vents qui existaient déjà, dans les voies disgestives, au moment de l'ingestion des alimens, ou qui s'y développent par le commencement de la digestion, ou qui même, chez certaines personnes, sont exhalés, en plus grand nombre par le fait même de la présence des alimens dans l'estomac. Mais si le mouvement est trop étendu, trop vîte, trop animé, il devient plus nuisible que le repos. Maintenant, en considérant les vents, hors de la digestion, le mouvement peut être aussi favorable à leur expulsion, et c'est ici qu'il faut rapporter ce que je vous ai dit, dans mes premières lettres, sur l'action des muscles du bas ventre. Vous pourrez ajouter à cela, l'inclinaison et le redressement alternatifs du tronc dans divers sens, la promenade calme, le mouvement des jambes, quand on est debout. Vous concevrez l'influence de ces diverses circonstances, en réfléchissant à ce principe déjà émis, que tous les mouvemens du corps, qui exigent directement ou, de proche en proche, la contraction des muscles, formant un point quelconque des parois du bas ventre, et agissant par pression sur une partie du tube intestinal, sollicitent l'action plus ou moins engourdie des fibres musculaires de ce tube, amènent des borborygmes et l'expulsion de quelques vents.

5° *Percepta*. Les sensations, les affections de l'ame, le travail intellectuel etc., cette classe d'objets exerce de deux manières son influence sur le développement des vents; premièrement, par la digestion, et il est inutile de répéter ici tout ce qu'on a déjà dit du pouvoir des affections gaies ou tristes, des travaux de l'esprit, etc., pour favoriser ou troubler cette importante fonction; secondement, par l'augmentation de l'exhalation gazeuse, à la surface de la muqueuse digestive. En effet une forte émotion, une brusque révolution morale détermine quelquefois le subit développement et l'expulsion bruyante par en haut et par en bas d'une très-grande quantité de vents; cela se voit très-souvent; mais ce n'est pas seulement, lorsque les affections morales tristes agissent subitement et brusquement, que ce phénomène gazeux a lieu; l'action lente de la même cause amène le même résultat, seulement moins intense, moins abondant. Au reste, ce sont toujours les mêmes procédés employés par la nature; il n'y a de différence que dans les formes des produits morbides. C'est un flux gazeux au lieu d'un autre flux. J'établirai donc, en peu de mots, qu'il faut de la gaieté à table et peu ou point de travaux pénibles de l'esprit, immédiatement après le repas.

6º *Excreta*, c'est-à-dire les choses qui doivent être évacuées du corps. J'ai peu de chose à dire sur ce point. Il me suffit d'établir. que la réten tion un peu trop long-temps prolongée, dans le corps, des matières qui doivent être évacuées, ne peut produire plus de gaz, par le fait seul de la présence de ces matières; car je crois vous avoir démontré que leur décomposition, dans ce cas, doit être extrêmement rare, si elle a jamais lieu. Mais la présence de ces matières peut causer un malaise, une irritation de la muqueuse et la solliciter ainsi à l'exhalation d'une plus grande quantité de gaz. Voilà pourquoi il est bon que les personnes venteuses, qui sont habituellement constipées, fassent usage, lorsque la constipation dure trop long-temps, de lavemens ou mieux de demi-lavemens émolliens, qui, en faisant rejeter les excrémens, ont l'avantage d'exciter la membrane musculaire à la contraction, pour faire, en même temps, expulser les vents, et c'est là effectivement ce qui arrive toujours. Quant aux matières de la transpiration insensible et de la sueur, il résulte de ce que j'ai dit qu'il faut, autant que possible, en favoriser l'issue.

Dans le coup d'œil général que je viens de jeter sur tous les objets qui font la matière de l'hygiène, on trouvera des préceptes suffisans pour se préserver, autant que possible, selon la constitution, l'idiosyncrasie, d'une digestion venteuse et d'une abondante exhalation de gaz, dans les voies gastriques. Mais cela ne suffit pas; on insiste et beaucoup de gens me tiennent le discours suivant: « faites-moi digérer sans vents; trouvez un remède qui les absorbe; donnez-moi le moyen de me débarrasser facilement et sans effort de ceux qui me fatiguent; je n'ai point d'autre mal; je me porte bien d'ailleurs; si je n'avais point de vents, je ne serais pas malade. » Il serait sans doute plus raisonnable de me demander le moyen d'empêcher les vents de se former et d'attaquer ainsi la cause et non l'effet. Je réponds cependant aux premières demandes: « si vous avez une digestion venteuse, c'est parce que vos sucs gastriques sont altérés, et n'agissent pas d'une manière convenable sur les alimens; si vos sucs gastriques sont altérés, c'est parce que vous avez eu une maladie de la muqueuse de l'estomac, qui a produit cette altération, tout comme vous voyez une maladie de la muqueuse de l'œil, du nez etc., amener un changement dans la composition du mucus qu'elle sécrète. Or, si cette altération est ancienne, longue et difficile à guérir, de deux choses l'une: ou il faut, en attendant, trouver un moyen *innocent* qui absorbe les gaz à mesure qu'ils se forment ou qui les empêche chimiquement de se développer, ou bien il faut n'user que d'alimens non venteux ou le moins venteux possible, et s'aider de toutes les circonstances indiquées, pour favoriser la digestion. Quant à ce moyen *innocent*, s'il existe, il est encore à trouver, quoique je le cherche depuis long-temps, et je puis vous assurer qu'on n'en trouvera jamais aucun réunissant les conditions que vous demandez; vous verrez tout à l'heure ce que je vous dirai de ce qu'on appelle *absorbans*. Il faut donc vous décider, en attendant mieux, à suivre le régime que j'ai prescrit, régime qui n'est certes pas bien sévère. Rappelez-vous toujours une chose bien certaine : c'est qu'avec les alimens que je vous ai désignés, et en vous environnant de toutes les circonstances favorables que j'ai signalées, vous mangerez même beaucoup, sans inconvénient, tandis qu'avec une dose vingt fois plus petite d'alimens venteux, tels que choux, haricots, et même en ayant scrupuleusement égard aux mêmes circonstances, vous vous exposerez à de grandes souffrances et à tous les maux que vous redoutez.

Maintenant, si la maladie qui a amené cette altération des sucs gastriques était ou est encore une gastrite aiguë ou chronique, la muqueuse pourra exhaler des gaz, en même temps qu'elle exhale ces sucs; elle pourra, dans cet état morbide, employer une partie du sang qu'elle reçoit à la production de gaz, aux dépens des sucs gastriques, qui se trouveront altérés, dans leur composition et appauvris, ce dont je vous ai cité des exemples dans mes premières lettres. Alors il faudra chercher à vous emparer non-seulement des gaz développés, dans l'opération de la digestion, mais encore de ceux exhalés par la muqueuse. Il faudra donc traiter l'état de cette dernière membrane, et c'est ce qui vous ramène dans les voies où je veux vous conduire.

Enfin, si les gaz sont seulement le résultat de la maladie de la muqueuse gastrique ou gastro-intestinale, ou de la muqueuse intestinale spécialement, vous serez encore forcé de vous adresser à cette membrane malade, et vous rentrerez ainsi dans les mêmes voies que précédemment. »

Jusqu'à présent tout ce que j'ai dit se rapporte principalement aux moyens préventifs; mais pour compléter tout ce que l'on peut dire sur le traitement des affections venteuses, il faut parcourir les divers genres de médication que considère la thérapeutique, en indiquant successivement l'utilité ou le danger de leur emploi :

1° *Les saignées*. Lorsqu'il y a pléthore sanguine, l'expérience prouve que la nature cherche à se débarrasser de la surabondance de sang qui la fatigue, par des mouvemens fluxionnaires de tous les genres, et notamment par un flux gazeux, dans les voies digestives. C'est ce qu'on voit souvent chez des femmes, à l'âge critique, qui deviennent venteuses, ne l'étant pas auparavant, et qui cessent de l'être, après une saignée. Ainsi, si la pléthore sanguine est générale, il faut une saignée générale. Si la pléthore est abdominale seulement, les saignées à l'anus conviennent mieux, surtout, s'il y a des dispositions hémorroïdales. Le flux hémorroïdal, quand il paraît, fait disparaître le flux gazeux. Si l'on éprouve dans quelques points du bas ventre, correspondant au tube intestinal, une douleur sourde, profonde, devenant plus forte, lorsque le besoin d'expulser un vent se fait sentir, sans qu'on puisse le satisfaire ; si l'on rapporte à ce point une sorte de gêne, d'obstacle, comme dans l'observation de cette dame, dont je vous ai parlé, il est probable qu'il y a là une irritation plus forte, une constriction spasmodique, peut-être un engorgement, un rétrécissement ; c'est là qu'il faut appliquer un petit nombre de sangsues et réitérer de temps en temps cette application.

2° *Les adoucissans, les mucilagineux, etc.* Si les vents ne peuvent être expulsés qu'à cause du relâchement, de l'engourdissement, de l'inertie des fibres musculaires, cette classe de médicamens ne convient ni à l'intérieur ni à l'extérieur ; mais lorsqu'au contraire, il y a irritation, resserrement spasmodique, etc., l'utilité en est manifeste, surtout à l'extérieur : Embrocations huileuses, fomentations, cataplasmes émolliens, lavemens mucilagineux, bains entiers, etc. S'il y a, en même temps, relâchement d'un point et constriction de l'autre, il faut savoir faire usage alternativement des adoucissans et des toniques. Il n'y a que l'expérience propre à chacun qui puisse le guider, sous ce rapport. Il est bien difficile de se guérir d'une semblable complication, l'état le plus insupportable et le plus douloureux, dans la maladie qui nous occupe.

3° *Les toniques*. J'ai déjà dit les cas où ils convenaient. Je conseille alors l'eau très-froide, la glace à l'intérieur, comme à l'extérieur ; le café bien chaud, surtout après le repas ; le thé, les infusions d'anis, le chocolat, le cachou, les martiaux, la rhubarbe et les amers en général, etc.

4° *Les stimulans*. Je ne les conseille pas généralement, excepté dans les cas où la distension étant très-grande et le malaise insupportable, les toniques n'ayant pas réussi, l'on voudrait essayer d'imprimer une secousse forte et subite au plan musculaire. C'est alors que les infusions de menthe, de canelle, de sauge, etc., les liqueurs de coings, de noix, de moldavique, etc., le rhum, le kirsch, les ratafiats, quelques élixirs, etc., peuvent être utiles ; mais en général ces substances sont nuisibles, les liqueurs surtout, et si elles réveillent et excitent momentanément l'action des fibres musculaires, c'est pour les faire tomber ensuite dans un plus grand engourdissement. C'est dans cette classe surtout que se trouvent les remèdes connus sous le nom de carminatifs, remèdes dont on abusait évidemment, avec lesquels, si l'on parvient à expulser quelques vents, on s'expose à en faire développer bien d'autres, par le surcroît d'irritation qu'ils causent à la muqueuse, ce qui fait même que quelquefois ils s'opposent complètement à leur expulsion. Aussi il était arrivé que, guidés également par l'expérience, selon les faits dont ils avaient été témoins, les uns les admettaient toujours, et d'autres ne les conseillaient jamais. C'est à quoi Portal faisait allusion, lorsqu'il écrivait les paroles que je vous ai citées dans ma première lettre, relativement au rôle que l'irritation lui paraît jouer, dans ce phénomène.

5.° *Les narcotiques stupéfians*, *calmans*, etc., peuvent être très-utiles, lorsque, chez des personnes, à voies gastriques très-irritables, la distension d'un côté et la constriction de l'autre s'accompagnent, dans les fibres musculaires, de douleurs très-intenses, de coliques, de crampes, etc.

Dans ces cas, je suis parvenu à calmer momentanément les douleurs, sans l'expulsion d'aucun vent, avec quelques gros de sirop diacode, dans quelques onces d'eau de laitue ou de tilleul édulcorée avec du sirop de fleur d'oranges. La thrydace, l'extrait gommeux d'opium, l'extrait de belladona, etc. peuvent être employés, avec avantage, à l'intérieur ou en lavement, pour remplir le même but, sauf à aviser ensuite à l'expulsion des gaz, par les autres moyens indiqués. Mais les substances de cette classe sont principalement utiles en application extérieure sur le ventre. Ainsi embrocations avec l'huile de morphine, de pavot ; fomentations bien chaudes avec une décoction de jusquiame, de morelle, de tête de pavot, etc. Je me suis fréquemment assez bien trouvé de frictions légères sur les points qui paraissent correspondre aux constrictions spasmodiques, avec une pommade composée d'extrait de belladona et de cérat de Galien, parties égales. L'application des feuilles de belladona a produit aussi quelquefois le même résultat ; il paraît que cette plante agit ici sur le point du tube intestinal resserré, comme elle agit sur l'iris ou sur une ouverture dont les bords sont spasmodiquement rapprochés.

6.° *Les diurétiques et les diaphorétiques*, n'offrent d'avantage que par les mouvemens fluxionnaires dirigés, par leur action, vers des organes importans, qui sont comme des émonctoires de l'économie, et par la possibilité de remplacer ainsi un flux par un autre. Mais, en général, ils sont nuisibles, administrés à l'intérieur, parce qu'ils sont tous plus ou moins stimulans des voies gastriques ; d'ailleurs la convenance de leur admission demande, de la part du médecin, des considérations qui ne sont applicables qu'au cas particulier qui se présente.

7° *Les vomitifs*, (en considérant toujours ces remèdes, comme tous les autres, sous le rapport des vents) ne sont admissibles que lorsque l'estomac renferme beaucoup trop d'alimens ou des alimens indigestes, dont la digestion, à cause de la disposition connue de la personne, donnerait lieu à la formation d'une très-grande quantité de vents, ou bien lorsqu'il contient des saburres ou substances quelconques qui, en fatiguant, en excitant la muqueuse, la sollicitent à une plus grande exhalation de gaz. Mais ces remèdes déterminant également eux-mêmes cette excitation, c'est à un médecin expérimenté à fixer la convenance de leur emploi.

8° *Les purgatifs* sont en général très-défavorables aux personnes venteuses. S'ils sont légers, ils ne déterminent souvent qu'une plus grande production de gaz ; s'ils sont forts, ils changent, pour quelque temps, la nature du flux, mais c'est pour rendre, bientôt après, la pneumorrée plus intense et plus intolérable, à cause du surcroît d'irritation qu'ils ne manquent jamais d'amener. Je conseille donc aux gens venteux de se purger le moins souvent possible.

9° Enfin les *absorbans*. Existe t-il quelque substance capable d'absorber les gaz qui se développent, dans les voies gastriques, sans devenir nuisible, soit comme ayant quelque propriété irritante, vomitive, purgative, etc., soit comme simplement réfractaire aux voies digestives, comme corps étranger offensant, fatiguant la muqueuse, par sa présence, et pouvant la solliciter encore à une plus grande exhalation de gaz? Après avoir fait des essais avec les substances les plus vantées et celles que j'ai pu m'imaginer, j'ai répondu déjà et je réponds encore, par la négative. Celle qui m'a paru être le moins nuisible, c'est la magnésie. La poudre de charbon de bois m'a donné, dans un petit nombre de cas, quelques résultats avantageux; mais le meilleur absorbant, c'est peut-être la bonne eau, froide et prise à petites doses.

Si vous joignez à ce que je viens de dire sur le traitement, ce que j'avais déjà dit, dans ma septième lettre, vous aurez la réunion de tous les moyens rationnels, à ma connaissance, que l'état actuel de l'art permet de diriger contre les affections venteuses.

Ici, Monsieur, je finis tout ce que j'avais à dire sur les gaz, considérés dans les voies gastriques. Il manquait une monographie pour une affection qui tourmente beaucoup de gens et qui, je vous l'assure, est encore devenue plus fréquente, depuis que le choléra ou la cholérine, en passant dans tant de contrées de la France, ont laissé une plus grande excitabilité habituelle, dans le canal digestif. En remplissant cette lacune, dans la science, j'ai cru rendre un véritable service à toutes les personnes en proie à un mal dont vous avez, comme moi, ressenti les fâcheuses atteintes. Sans doute un traité sur les gaz considérés dans toutes les parties du corps, un traité sur la pneumatie, sera un ouvrage important; mais beaucoup plus, relativement à la science qu'à la pratique médicale. C'est sous ce dernier rapport surtout que les vues que j'ai émises dans cet opuscule, seront utiles aux médecins, si souvent consultés dans le monde, pour les maladies venteuses. Onze ans d'une pratique étendue, dans laquelle je me suis attaché à recueillir attentivement tout ce qui pouvait servir surtout à l'histoire des gaz considérés dans les voies gastriques, ne m'ont peut-être pas fourni encore assez de faits décisifs, pour tracer l'histoire plus générale des gaz considérés dans toute l'économie. Quelque temps encore d'observations, dirigées dans ce sens, surtout si elles se présentent dans les hôpitaux où il est plus souvent possible de faire les autopsies, me permettra plus tard de publier un ouvrage complet. J'ai seulement publié aujourd'hui ce qu'il y a, dans ce sujet presque entièrement neuf, de plus utile et de plus immédiatement applicable à l'homme malade. J'ai voulu aussi faire connaître les principes généraux déduits des faits nombreux que je possède, et qui, par les considérations émises sur la *pneumorrée* ou flux gazeux, feront pressentir quel esprit doit présider à la rédaction d'un traité général de la pneumatie. Enfin, en avouant franchement, au début de mon ouvrage, qu'affecté moi-même de la maladie dont je traite, j'avais eu pour l'étudier attentivement, des motifs que tous les médecins n'ont pas, j'ai voulu apprendre combien j'avais été intéressé à apporter la plus grande sévérité dans l'examen, l'appréciation des faits et les conclusions que j'en ai tirées. Heureux le médecin qui peut apprécier sur lui-même la valeur des symptômes relatifs à une maladie dont il fait l'objet de ses méditations! car ses ouvrages doivent être empreints alors d'un plus grand cachet de profondeur et de vérité. Je pourrais vous en citer plus d'un exemple, et si ce sublime conseil, *connais-toi toi-même*, fut donné d'abord pour être appliqué à l'homme moral, il doit, à bien plus forte raison, être appliqué à l'homme physique, malade, comme bien-portant.

Votre dévoué confrère,

BAUMES, D. M.

ERRATA.

Page 9, ligne 17, au lieu de : *hors les circonstances*, lisez : *hors des circonstances*.

Page 65, ligne 10, au lieu de : *cossent*, lisez : *cessent*.

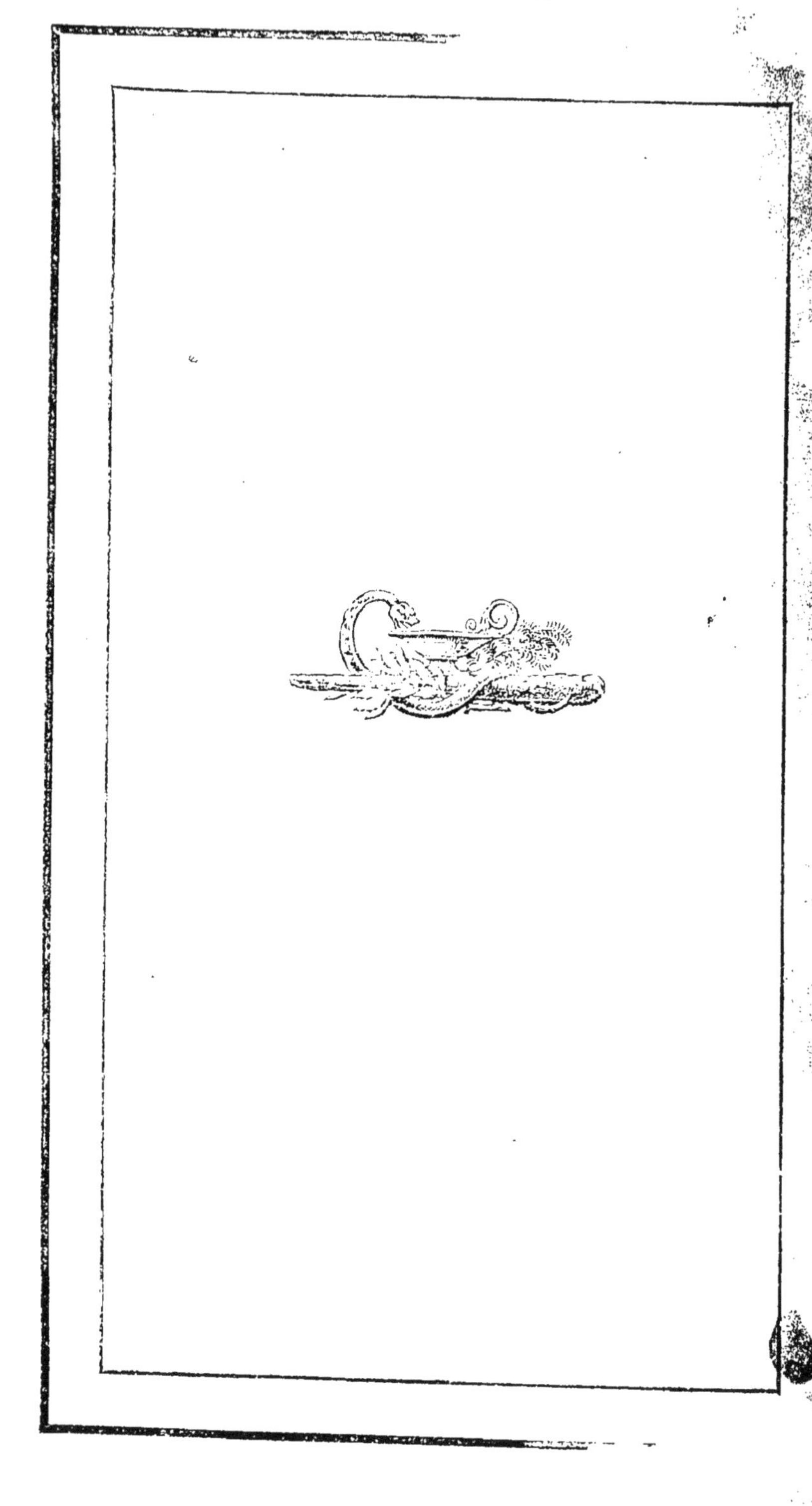

www.ingramcontent.com/pod-product-compliance
Ingram Content Group UK Ltd.
Pitfield, Milton Keynes, MK11 3LW, UK
UKHW021229230726
13926UKWH00003B/1322

9 782014 069648